図解ですぐわかる

＼自力でラクラク下がる！／

血糖値

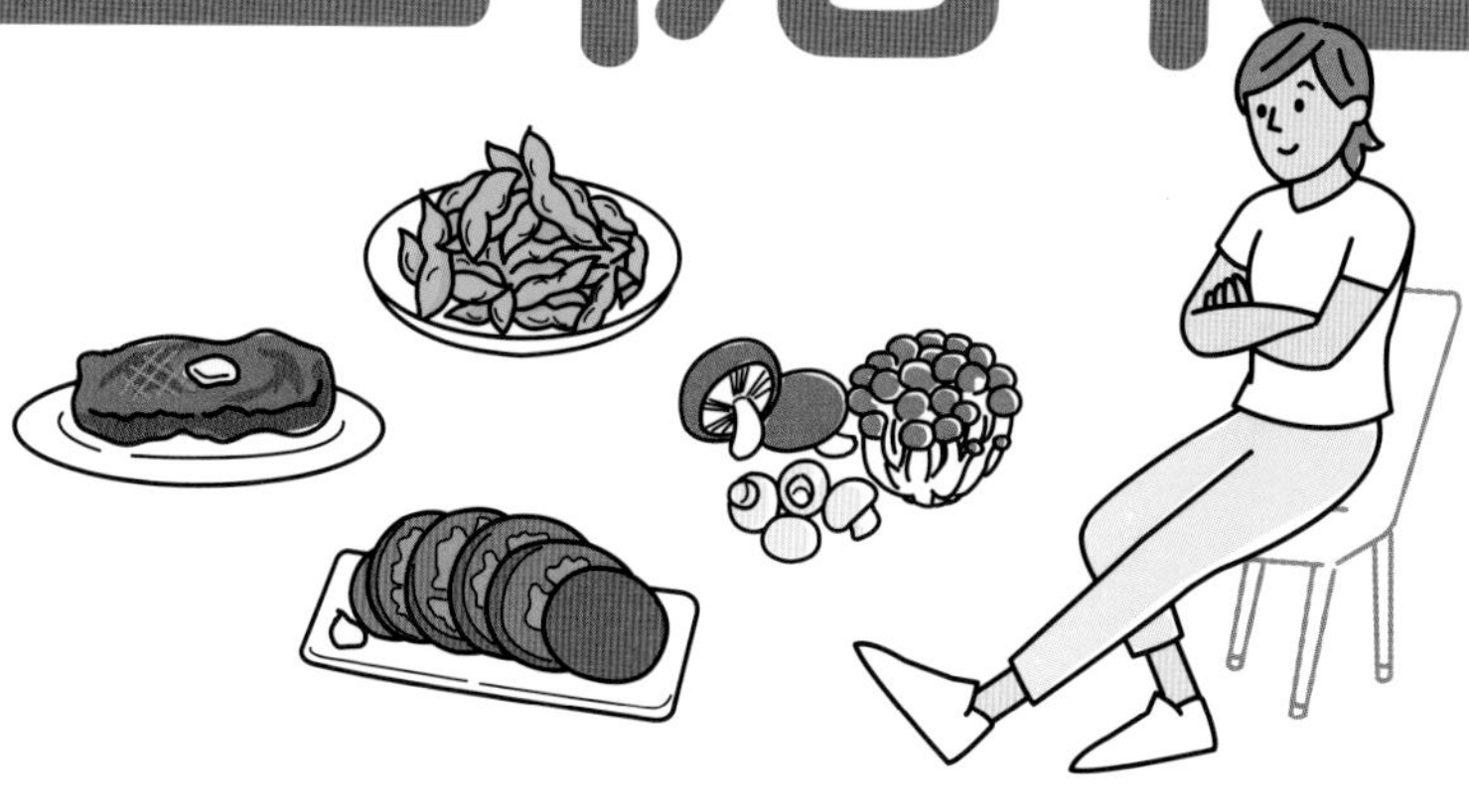

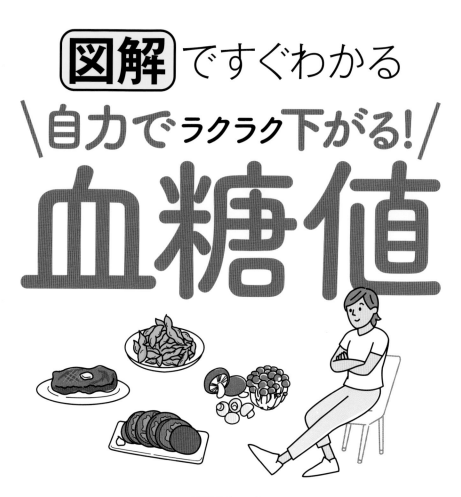

栗原クリニック
東京・日本橋院長
栗原毅

河出書房新社

はじめに

近年、血管の健康に気をつかう人が増えてきました。これはとてもいいことです。

というのも、平均年齢が高くなるとともに、老後の人生が長くなっており、元気で楽しい老後を過ごすためには、血管の健康がとても重要です。

しかし、血管の中を実際に診察することはできません。健康診断で行う血液検査の数値から、大切な血管の健康状態を推測するしかないのです。

このときに重要な指標となるのが血糖値です。

血糖値とは、血液中にどれくらいのブドウ糖があるかを示す値です。血液中のブドウ糖が増えると血管の組織を傷めてしまうからです。

「ああ、それなら大丈夫。基準値より下だから」

そういう人が多いでしょう。しかし、最近の研究によると、血糖値が糖尿病の基準値より低くても、「血糖値高め」の状態が続くと血管がボロボロになっていくことがわかってきました。また血糖値が高いのをそのままにしておくと、糖尿病など他の病気になる可能性があります。

しかも、食後のほんの短い時間だけ血糖値が上がるだけでも、血管がダメージを受けることも明らかになりました。これを血糖値スパイクといいます。血糖値に黄信号が灯っている人は、想像よりずっと多いのです。

こうした黄信号の人は、中年男性ばかりではありません。むしろ若い女性に多いのです。本書では、食事のアドバイスに加えて日常生活のちょっとした工夫で血糖値を低めに抑える方法を紹介していきます。自分でできることを今日から少しずつ始めてみてください。

栗原クリニック東京・日本橋院長　栗原毅

Contents

はじめに――2

第1章 血糖値が高いとなぜこわい病気になるのか

●「血糖値高め」のうちに対策を。セルフチェックで現状を知ろう――10
●血糖値とは血液中のブドウ糖の量で、エネルギー源――12
●糖質の取り過ぎで血管中にブドウ糖があふれる――14
●血糖値量たった1グラム差で糖尿病の危険値に――16
●血糖値が高いとインスリンの分泌が足りなくなる――18
●ＨｂＡ１ｃが６・４％以下でも高めの数字が続けば、細胞は傷む――20
●食後の短時間だけ血糖値が急上昇！血糖値スパイクが血管を攻撃する――22
●高血糖が続くと動脈硬化に。脳梗塞の危険も高まる――24
●糖質の取り過ぎが血糖値の上昇に直結する――26
●ご注意！朝食抜きは、糖質の吸収をよくするので逆効果――28

●糖尿病は進行すると不治の病？　自覚症状があったらすぐに治療を――30
●糖尿病の合併症は全身のあらゆる部分に及ぶ――32
●働き盛りにラクナ梗塞が急増中。迅速な対応が何より大事――36
●脂肪肝は治りやすいが肝硬変になると完治が難しい――38
●糖尿病のドロドロ血液がアルツハイマー型認知症にも――40
●血糖値の高い血液が、がんや心筋梗塞のリスクも高める――42
COLUMN 1 血糖値が高めの人は、同じ量のインスリンが分泌されても効かない――44

第2章 自力で血糖値を下げる食べ方のコツ

●おいしく食べて血糖値を下げるには　まずご飯の量を10％減らしてみよう――46
●糖質量は計算しなくてよい。ちょいオフの意識でＯＫ――48
●女性ホルモンの減少は高血糖になりやすい。麺類に注意！――50

Contents

●極端なダイエットは逆効果。空腹で食べる糖質は即、吸収される――52
●食べる順序は大切。最初は野菜かたんぱく質から――54
●注意！甘くておいしいフルーツは血糖値を上げる意外な悪玉――56
●スナックと清涼飲料水は糖尿病の原因に――58
●甘さと塩分。糖質たっぷりの食品は中毒性がある――60
●積極的に食べたい食品――62
●できるだけ避けたい食品――64
●野菜の持つ食物繊維は糖質の吸収をゆっくりにしてくれる――66
●肉と魚をたっぷり食べて血糖値の上がらない体を作ろう――68
●高カカオ・チョコレートは血液の酸化を防いでくれる――70
●コンビニランチのお供に緑茶を。食前にひと口飲むのがコツ――72
●食事の最初に大さじ1杯のお酢を。
糖の吸収を遅らせ、内臓脂肪も減少――74
●適量のお酒は、むしろよい効果に。蒸留酒を少量がおすすめ――76

●血糖値を下げる居酒屋での賢い飲み方5箇条――78
●外食チェーンでは栄養成分表示をチェックしよう――82
●早食いは血糖値を上げる。30回ゆっくりと噛んで食べよう！――84
●間食したい欲望を抑えこむのはストレスが溜まり逆効果――86
●糖尿病と高血圧は悪の友。塩分を減らして血圧を低くしよう――88
COLUMN② 夕食は午後8時までに終えるのがベスト――90

第3章 血糖値を上げない生活習慣のコツ

●生活の中の活動量を増やして食べた糖質をきっちり使おう――92
●すぐにできる簡単筋トレ習慣――94
●BMIが高ければ運動習慣を。有酸素運動と筋トレ両方大事――98
●ヨガは心身ともに健康になり血糖値も安定させる――100
●ストレスが多い現代社会。瞑想、座禅で自律神経を整える――102

Contents

●自律神経はスムーズな切り替えを。ストレスをいかにかわすかが鍵――104
●交感神経と副交感神経――106
●健全な自立神経とは？――107
●生活習慣病や加齢で自律神経のメリハリがなくなる――108
●自律神経失調症の主な症状――109
●人とのコミュニケーションでストレスを溜めない工夫を――110
●お風呂ではぬるめのお湯で体の芯からじんわり温めよう――112
●質のよい睡眠は肝臓をリフレッシュさせる――114
●睡眠の質を上げるための４つのアドバイス――116
●歯周病菌がインスリンの働きを妨げ糖尿病をまねく――120
●口内の悪い菌は腸まで動く。口腔内の衛生がとても大切――122
●唾液で口の中をきれいに。唾液腺マッサージが役立つ――124
●自分でできる血糖値コントロール。できることを今日から始めよう――126

第1章

血糖値が高いとなぜこわい病気になるのか

「血糖値高め」のうちに対策を。セルフチェックで現状を知ろう

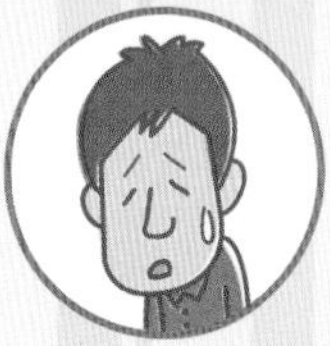

糖尿病は、突然かかる病気ではありません。

血糖値が高めのまま20年、30年と同じ生活を続けて、ついに糖尿病と診断が下るのです。これが生活習慣病といわれる所以です。

しかも、一度、糖尿病になると健常に戻ることが非常に難しく、治すタイミングが遅いと不治の病になってしまいます。

ポイントは「血糖値が高めの状態」の時点で、生活習慣を見直すことです。

「あ、オレは大丈夫。毎年、健康診断を受けているから」

そう言いたい人も多いでしょう。しかし、健康診断で「正常」であっても、食後に瞬間的に高くなっているかもしれません。また、毎年じわじわと「血糖値高め」の時間が一日のうちで増えている可能性もあります。

血糖値は低いに限ります。まずは、自分の血糖値が高めになっていないか、セルフチェックをしてみましょう。

糖尿病チェック表

●生活習慣チェック(当てはまったら1点)

ご飯の大盛りを頼むことがある	
週に4回以上麺類を食べている	
腹囲が男性 85cm、女性 90cm 以上ある	
親類に糖尿病の人がいる	
丼ものをよく食べる	
朝食を食べないことが多い	
食事の時間が不規則	
清涼飲料水を飲む	
フルーツをよく食べる	
スナック類を食べる	
ケーキやお菓子をよく食べる	
血糖値は正常だが数値は上がってきている	
運動不足を実感している	
ストレスが溜まっている	
夜、眠れないことがある	
最近、疲れやすくなったと感じる	
タバコを吸う	
寝ているときに、喉が渇く	

●糖尿病の危険度チェック(当てはまったら3点)

トイレに行く回数が増えた	
急に体重が減った	
普段から喉が渇いて、よく水を飲む	
体がだるくて動きたくないことがある	
異常な空腹を感じることがある	
よく食べているのに痩せてきた	
足がむくんだり、つったりする	
手足の先に痺れを感じることがある	
目がかすんだり、ぼやけたりする	

※各チェックにおいて、4点以上あったら生活習慣改善の必要があります

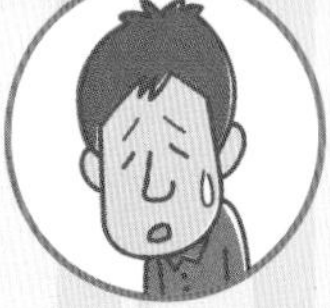

血糖値とは血液中のブドウ糖の量で、エネルギー源

ブドウ糖は、人間が体を維持し、活動するために必要なエネルギー源です。食物中の炭水化物が消化・分解されるとブドウ糖という小さい単位の糖質となります。ブドウ糖は小腸で体内に吸収され、肝臓へと運ばれます。そして、肝臓から血液に流れ出し、体中の臓器、運動をするために動く筋肉、物事を考える脳などへ運ばれるのです。

体内に糖質が足りなければ元気がなくなり、十分な活動ができなくなってしまいます。特に若くて活動量や基礎代謝が多い人は、十分な糖質を取ることが大切です。糖質を極端に減らすダイエットがおすすめできないのは、そのためです。

血糖値とは血液の中に流れているブドウ糖の量のことです。たとえば、血糖値が110mg／dLであれば、1dL（デシリットル）の血液の中に110mg（ミリグラム）のブドウ糖が含まれていることを表しています。

糖質は活動のエネルギー源

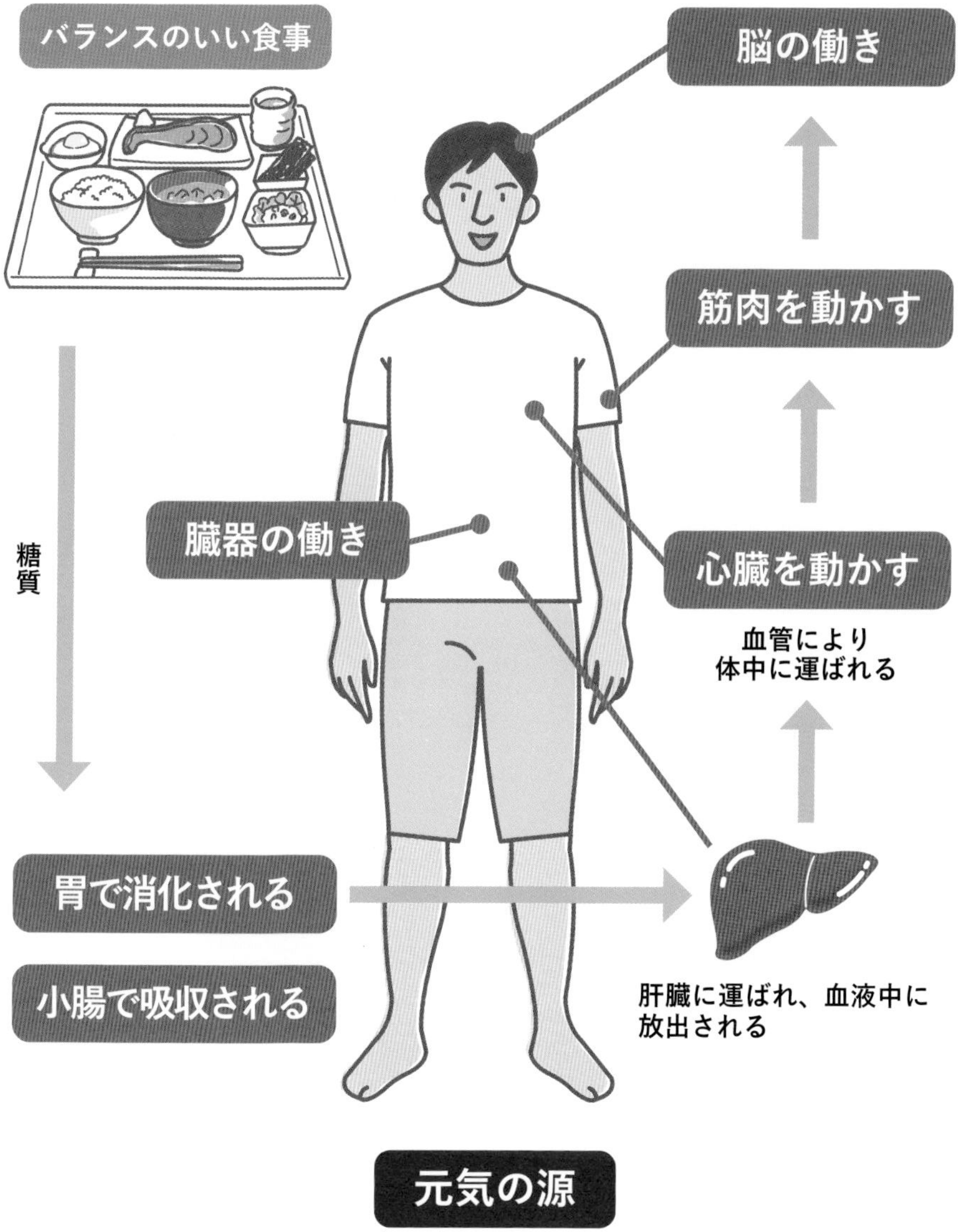
バランスのいい食事
糖質
胃で消化される
小腸で吸収される
肝臓に運ばれ、血液中に
放出される
血管により
体中に運ばれる
心臓を動かす
筋肉を動かす
脳の働き
臓器の働き
元気の源

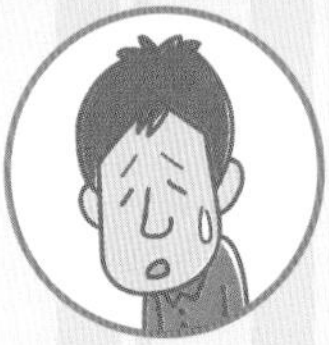

糖質の取り過ぎで血管中にブドウ糖があふれる

糖質は人間の元気な活動に欠かせない栄養素ですが、取り過ぎると一転して健康を害する悪玉に変身します。

一度、肝臓に取り込まれた糖質は、活動に必要な分が血液中に流れ出します。このとき、余分な糖質があると肝臓に中性脂肪となってストックされます。そして、必要に応じて順次、血液中に出ていくわけです。

ところが、必要以上の糖質を食事のたびに取っていると、次第に肝臓の糖質がダブついていきます。使う分よりストックが多い在庫過多の状態になるのです。

こうして脂肪が多くなったフォアグラ状態の肝臓を脂肪肝といいます。脂肪肝は、さまざまな生活習慣病の初期の症状といえます。

さらに糖質が多くなると、次第に血液中に漏れ出していきます。これが血液中の糖質が多くなる、つまり血糖値が高くなるメカニズムなのです。

血糖値が高くなるメカニズム

1　健康な人

血液中の糖質が少なく、血液はサラサラ。
肝臓もツヤがあり、プリプリしている。

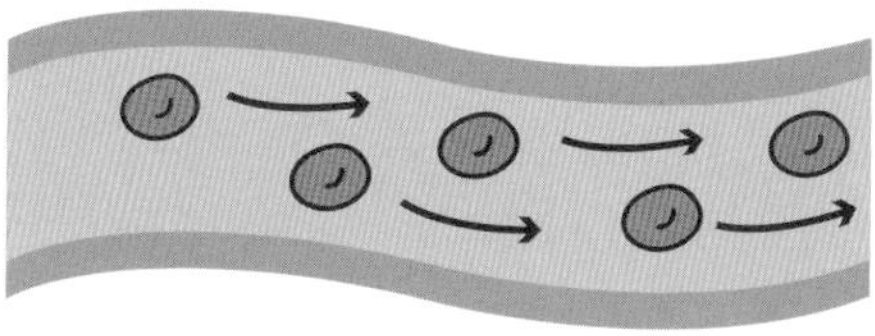

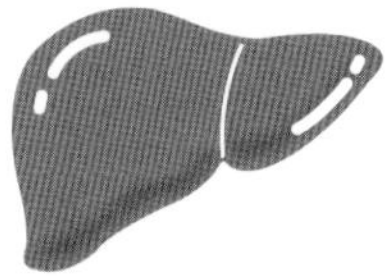

きれいな肝臓

2　血糖値高めの人

糖と結びついた赤血球が増え、血液の流れが悪くなる。
肝臓に脂肪が溜まり始める。

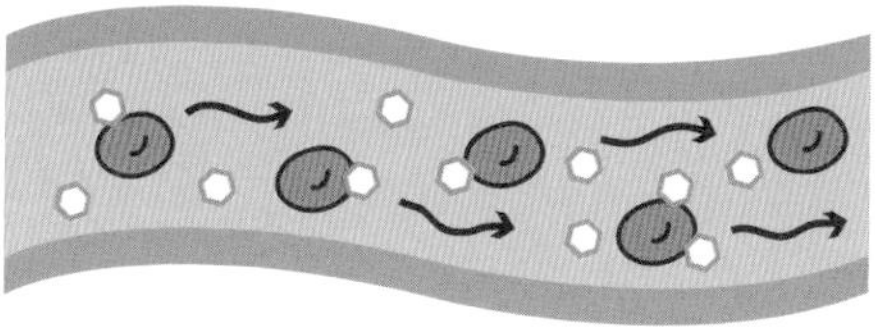

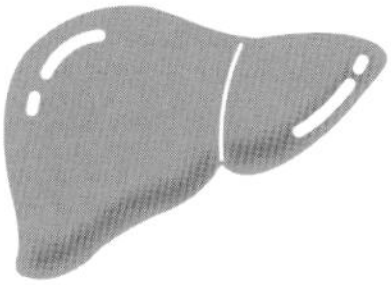

脂肪肝

3　糖尿病の人

糖と結びついた赤血球が多く、血液がドロドロになる。
肝臓は炎症を起こす。

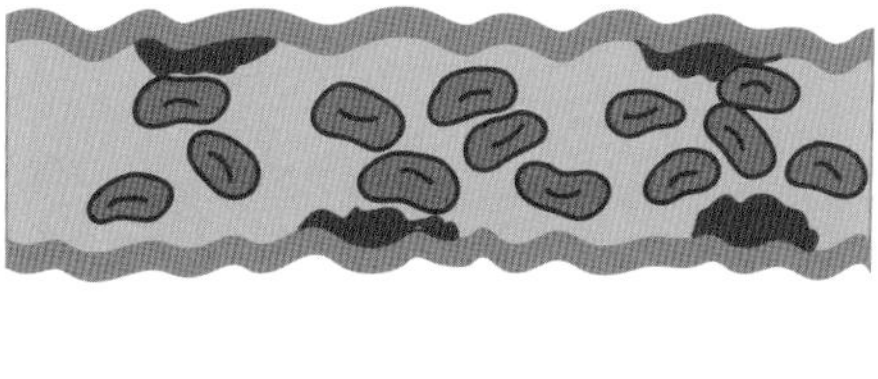

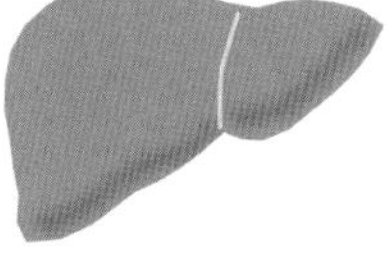

肝炎

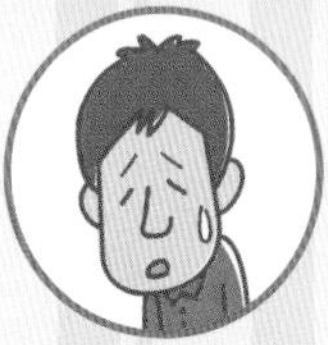

血糖量たった1グラム差で糖尿病の危険値に

血液中の糖質は、赤血球と結びつく性質があります。**血液中の何%の赤血球が糖質と結びついているかを示す値が、HbA1c（ヘモグロビン・エーワンシー）です。**治療のときによく使われるので、聞いたことがあるでしょう。たとえば、健康な人の基準値は5・5%以下です。これに対して、6・5%以上になると糖尿病と診断されます。

血液中に糖質が多くなれば、当然、赤血球と結びつく割合が上がるわけです。では、糖尿病の人はどれくらい血液中の糖質が多いのでしょうか。

もうひとつの基準値、空腹時血糖値で考えてみましょう。健康な人の空腹時血糖値は100㎎／dL以下です。体重50キログラムの人の血液は約4リットル（40dL）ですから、全血液中には4グラムの糖質が流れていることになります。同様に糖尿病の基準値126㎎／dLで計算すると、5グラムになります。

この1グラムの差が明暗を分けているのです。

健康な人と糖尿病の人の血糖量の差

健康な人（体重50kg）	
血糖値	100mg／dL
血液の量	4L（40dL）
血糖量	100mg × 40 ＝ 4g

糖尿病の人（体重50kg）	
血糖値	126mg／dL
血液の量	4L（40dL）
血糖量	126mg × 40 ＝ 5g

その差、たったの1g!

HbA1c値が表す状態				
4.3 ～ 5.5	5.6 ～ 5.9	6.0 ～ 6.4	6.5 ～ 6.9	7.0以上
正常	正常高値	境界型	糖尿病型	危険

低い　HbA1c（%）　高い

【空腹時血糖値および２時間後血糖値の判定基準】

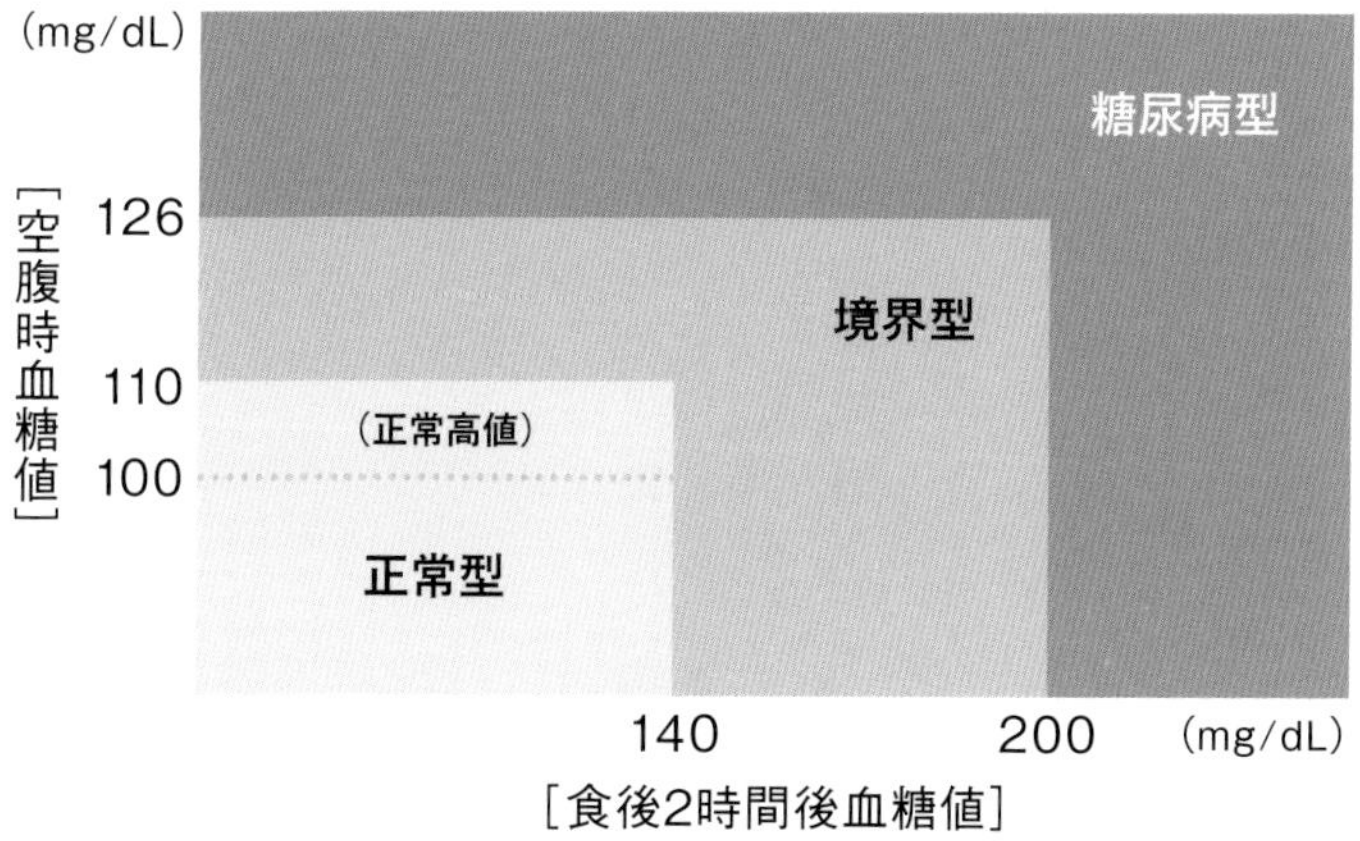

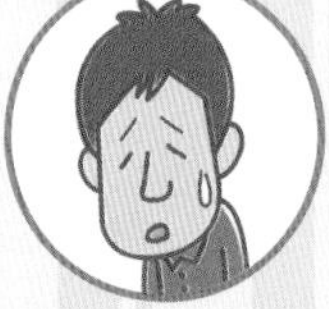

血糖値が高いとインスリンの分泌が足りなくなる

糖質が多い血液はドロドロ、ベタベタして流れが悪くなります。血液の流れが悪いと、毛細血管が詰まったり切れたりします。これが脳梗塞や脳出血、心筋梗塞、認知症の原因となるのです。

成人の体内の血管をつなぎ合わせると9万キロメートルもの長さになりますが、そのうちの95％は詰まりやすい毛細血管なのです。

人間の体には血糖値が高くならないようにするエマージェンシー機能があります。それがインスリンという物質です。血糖値が高めになると、インスリンが分泌され、血液中の糖質を肝臓や筋肉に取り込む働きをするのです。

しかし、常に血糖値が高いとインスリンの分泌量が足りなくなります。人間のインスリンの分泌量はとても少ないのです。

人間は飢餓と戦いながら暮らしてきた動物です。これほどインスリンが必要になるとは、神様も想定外だったのです。

インスリンが糖質を取り込む

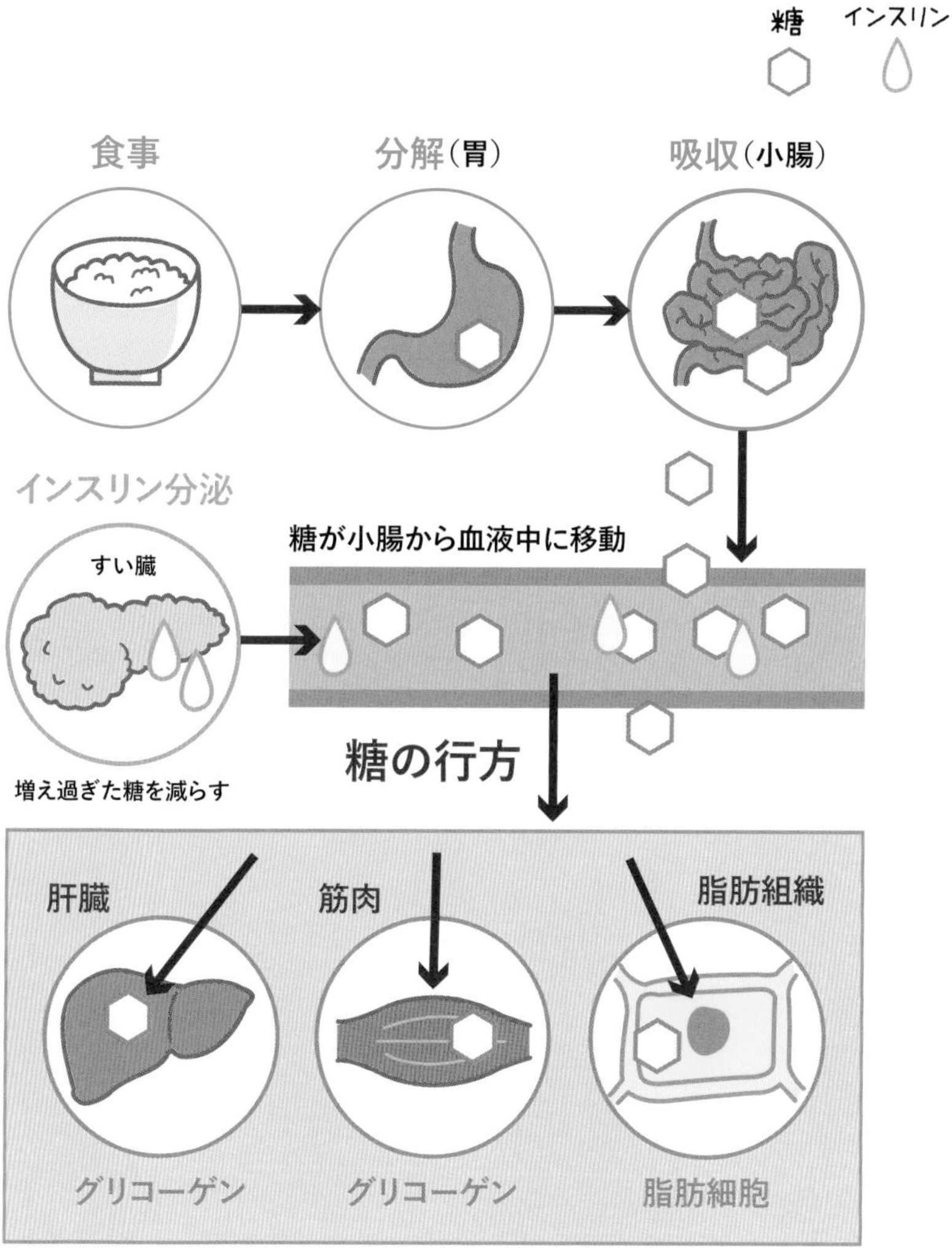

血液中に糖質が増えると、すい臓からインスリンという物質が分泌される。インスリンは肝臓や筋肉に糖質を取り込んで、血糖値を下げる。しかし、インスリンの量には限りがあるため、糖質が多過ぎると血液中に糖質が多い状態のままになる。

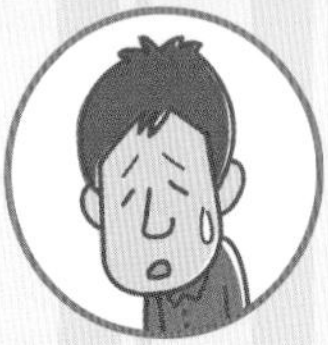

HbA1cが6・4%以下でも高めの数字が続けば、細胞は傷む

17ページのＨｂＡ１ｃの基準値をもう一度、見てみましょう。

ＨｂＡ１ｃが６・５%以上になると、糖尿病の疑いが高いと診断されます。

普通の人は、健康診断の値が６・４%以下であれば、「ああ、よかった。オレは健康だ」と安心することでしょう。

しかし、それは誤りです！

基準値をよく見ると、６・０〜６・４%は境界型（要経過観察）、５・６〜５・９%は正常高値（軽度異常）となっています。これは糖尿病になる可能性があるというだけではありません。**「血糖値が高め（＝高血糖）」の状態が続いているだけで、血管はボロボロに傷み始めているのです。**

それは糖質の割合がやや高い水溶液に細胞を浸けておくと、細胞が傷んでいく実験で明らかです。

ＨｂＡ１ｃが５・６%以上になったらケアが必要なのです。

高血糖の状態が続いているだけで危ない

高血糖のイメージ

高血糖とは、インスリン不足やインスリンの働きの低下などにより、血液中のブドウ糖（図中の白い丸）の濃度が濃くなった状態をいう。

正常な血管

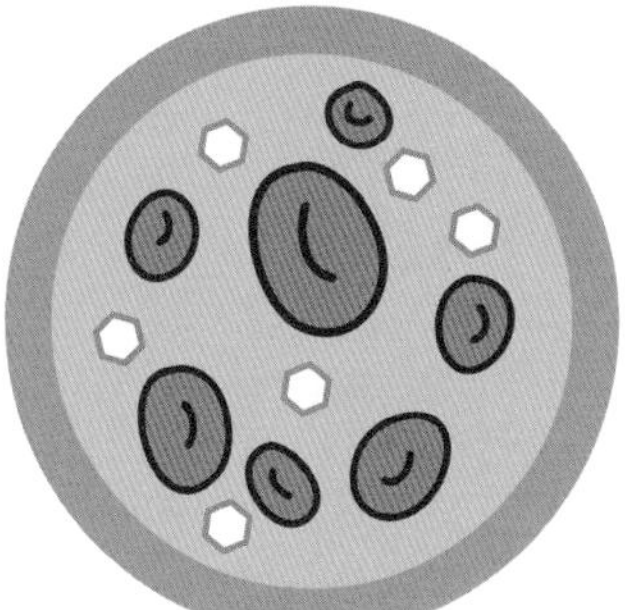

高血糖の血管

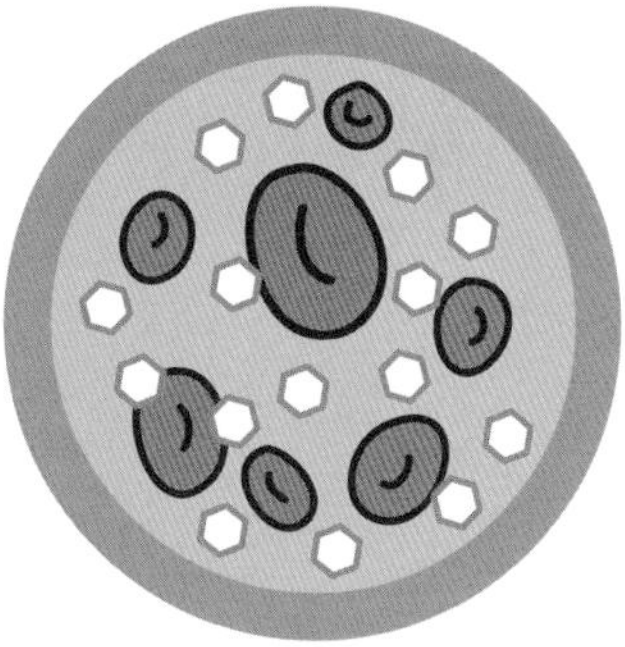

高血糖の血管
（HbA1c 6.0〜6.4%）
糖尿病の基準値よりは低く、自覚症状もない。

10年後

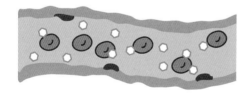

相変わらず糖尿病の基準値より低いが、高血糖の状態が続く。動脈硬化が起きて、血管が傷み始める。

20年後　糖尿病発症

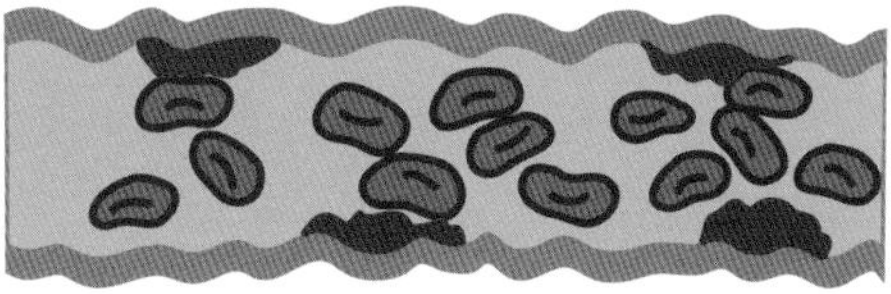

血糖値が上がり、ついに糖尿病の診断を受ける。血管はボロボロになっている。

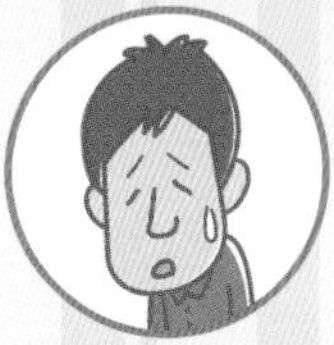

食後の短時間だけ血糖値が急上昇！血糖値スパイクが血管を攻撃する

前項では、たとえＨｂＡ１ｃが６・４％以下でも、長い年月の間にじわじわと血管が蝕まれていることを紹介しました。

実は、もうひとつＨｂＡ１ｃが５・６〜６・４％の黄色ゾーンの人が気をつけなくてはいけない現象があります。

それが血糖値スパイクです。

血糖値スパイクとは、食後に急激に血糖値が上がることをいいます。これも普段は血糖値が安定している黄色ゾーンの人に多いと考えられています。

特徴は危険なゾーンまで上がった血糖値が、次の食事までに平常の値に下がっていることです。

すぐに下がればいいじゃないか、と思いたいところですが、**短い時間でも血糖値が異常に高いことで血管を傷めることがわかっています。**きわめて発見しにくい、やっかいな症状といえます。

食事を抜く人に血糖値スパイクが多い

食事の回数と食後の血糖値の変化

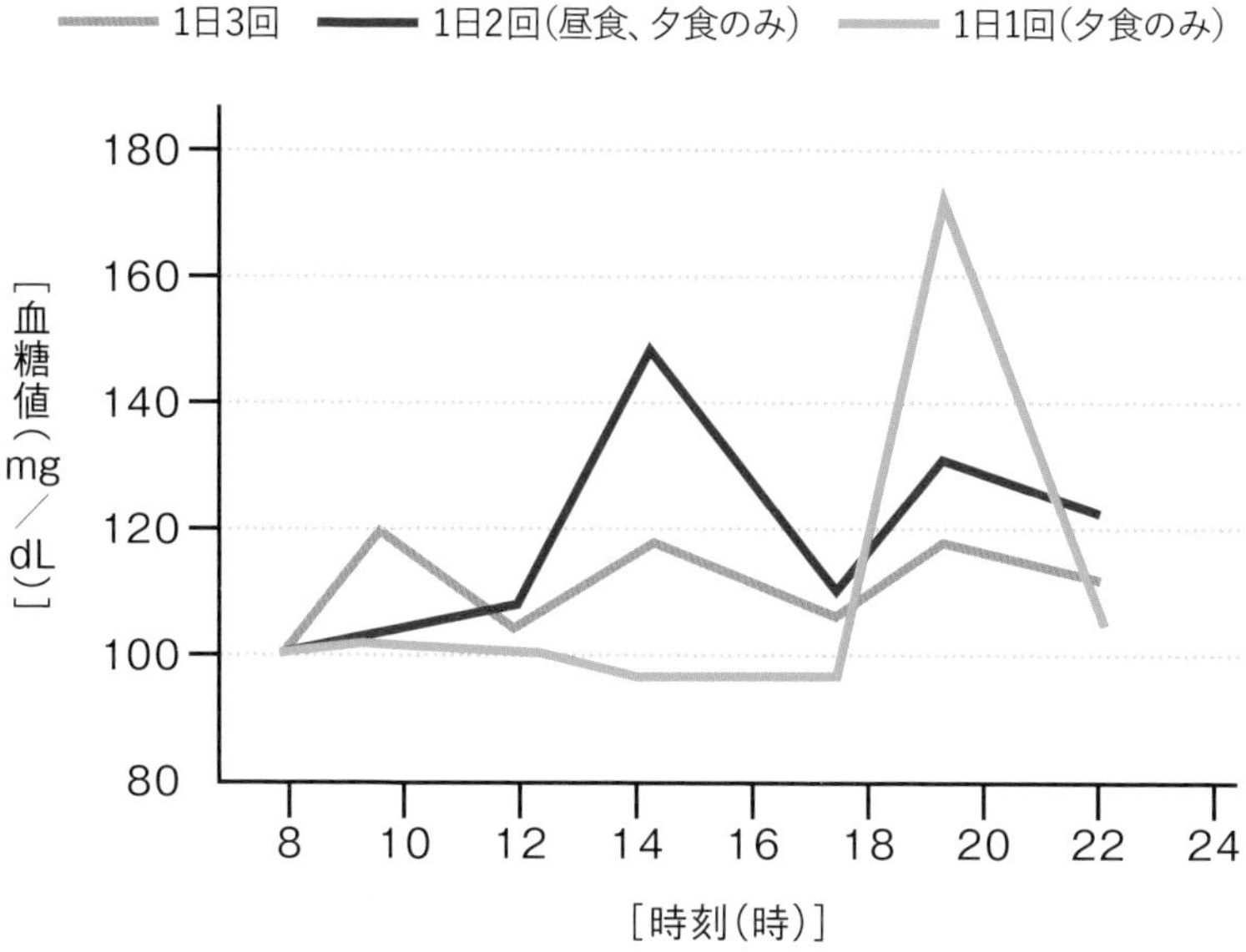

食事の回数が少ない（1日1回もしくは1日2回）場合、食後の血糖値が高くなる。
出典:Diabetes,2008.Oct;57(10):2661-2665

食事をした直後だけ血糖値が上がることを血糖値スパイクという。原因はいくつか考えられるが、朝食を抜く人、1日に1回しか食事をしない人に多いことがわかっている。

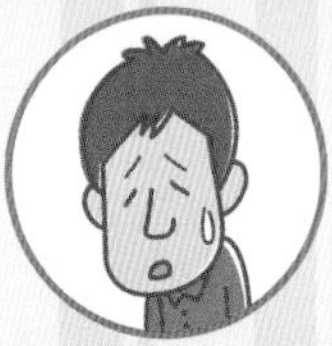

高血糖が続くと動脈硬化に。脳梗塞の危険も高まる

血糖値が高めの状態が続くことで現れるのが動脈硬化です。動脈硬化は、血糖値が高いドロドロの血液によって血管の内皮が傷つき、血管の中のコレステロールにより狭くなった動脈壁に脂肪などが入り込んでコブを作る現象です。動脈硬化が起こると血管が狭くなるため、血流が悪くなります。**最悪の場合は、そのまま脳の毛細血管を塞いで脳梗塞を引き起こすこともあります。**動脈硬化が起きているかどうかは、頸動脈のエコー検査で調べることができます。

もし、動脈硬化が起きていれば、画面にはっきりと写し出されます。よく、これを切除できないんですかと聞かれますが、それはできない相談です。**頸動脈に動脈硬化が発見されれば、全身の血管に動脈硬化が起きていると考えられます。**現実を直視するのは勇気がいることですが、血糖値が高めの人は一度、検査を受けることをおすすめします。

動脈硬化が起こるメカニズム

**動脈硬化とは、全身に血液を送る血管(動脈)に
コレステロールが溜まって内腔が狭くなった状態をいう**

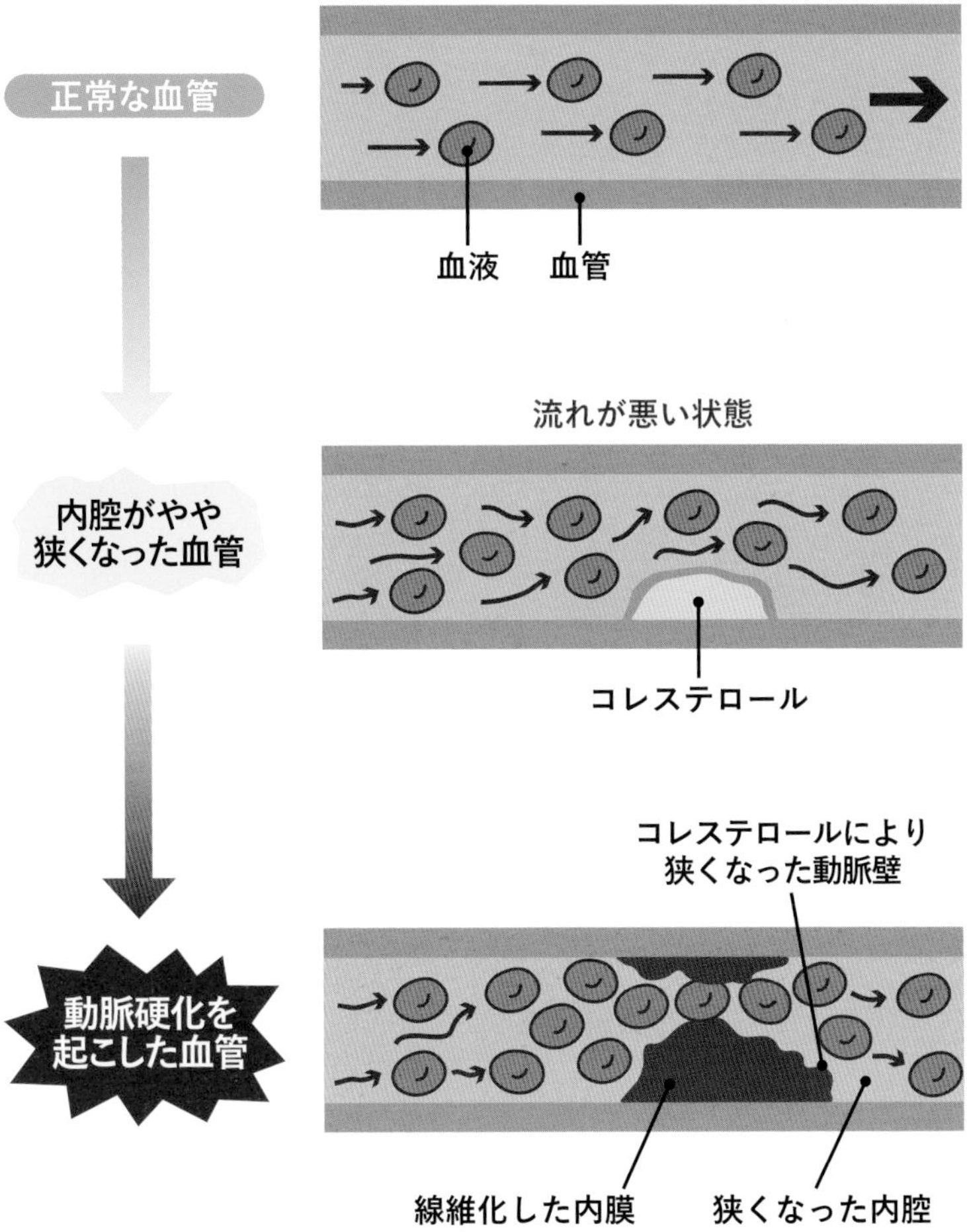

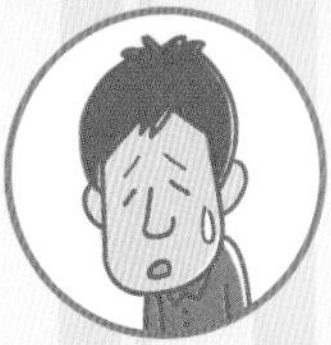

糖質の取り過ぎが血糖値の上昇に直結する

血糖値が高くなる原因は、なんといっても糖質の取り過ぎです。

私は、理想的な1日の糖質摂取量を男性２５０グラム、女性２００グラムに設定しています。しかし、これが実際の食事に置き換えたときに、どれくらいになるのかわかりづらいですね。この点は第2章でじっくりと解説します。

今、知ってほしいのは、すべての年代の男女で２５０グラムをオーバーしていることです。

「私はそれほど糖質を取っていないはず」と思っている女性でも、実際に計算してみると、３００グラム近く取っているものなのです。

糖質の取り過ぎが続くと、血糖値の上昇に続いて中性脂肪が増えていきます。余分な糖質が中性脂肪に変化し、お腹や下半身につくのです。これは肥満という目に見える状態になります。

血糖値が高い人はＢＭＩを25以下にすることを目標にするといいでしょう。

日本人は男女とも糖質を取り過ぎている

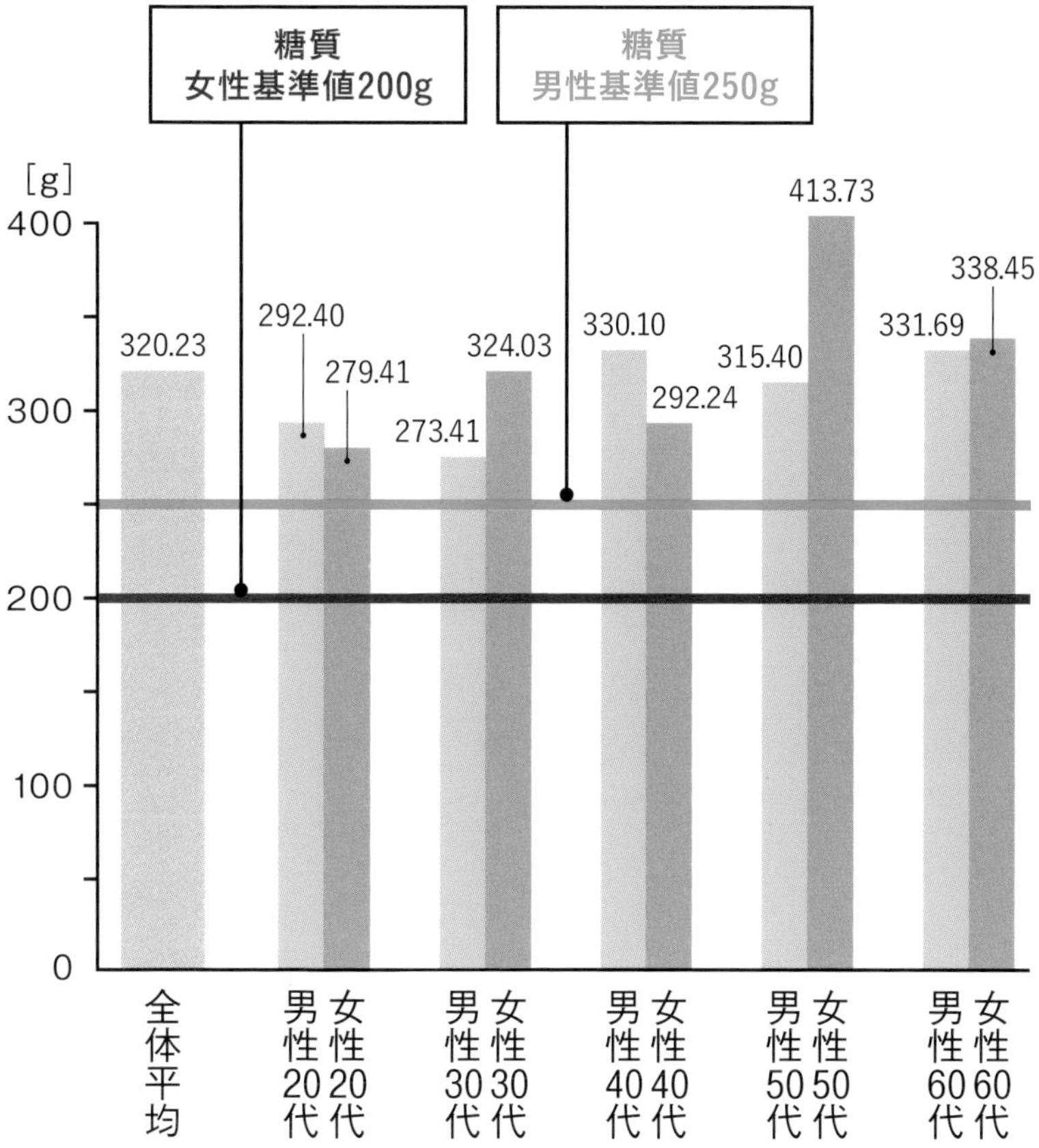

出典：サッポロビール株式会社が2015年に全国で実施した「食習慣と糖に関する20～60代男女1000人の実態調査」より。調査監修：栗原毅（サッポロビールHP）

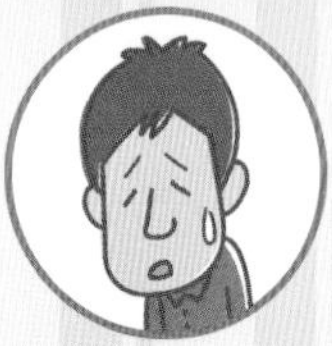

ご注意！朝食抜きダイエットは、糖質の吸収をよくするので逆効果

肥満じゃなければ大丈夫なのか、というとそうではありません。**実際に、痩せた若い女性に脂肪肝や高血糖の人が多いのです。**

ひとつの理由は、間違えたダイエットです。

たとえば、痩せたいがために朝食を抜く人がいます。朝食を抜くということは、前日の夕食からその日の昼食まで断食をしているということです。

人間の体は危険を感じると栄養を吸収しようとします。15時間以上、食事を取らずに、ランチにスパゲティを食べれば、またたく間に糖質を吸収します。それが食後の血糖値スパイクを招くのです。

また、夜遅く食事をする人は、その後の活動が少ないために糖質の消費が少なく、血糖値が上がりやすくなります。夕食は午後8時までに済ませておくのが理想です。

規則正しく3食取る。当たり前ですが、それがベストなのです。

朝食を食べない人が増えている

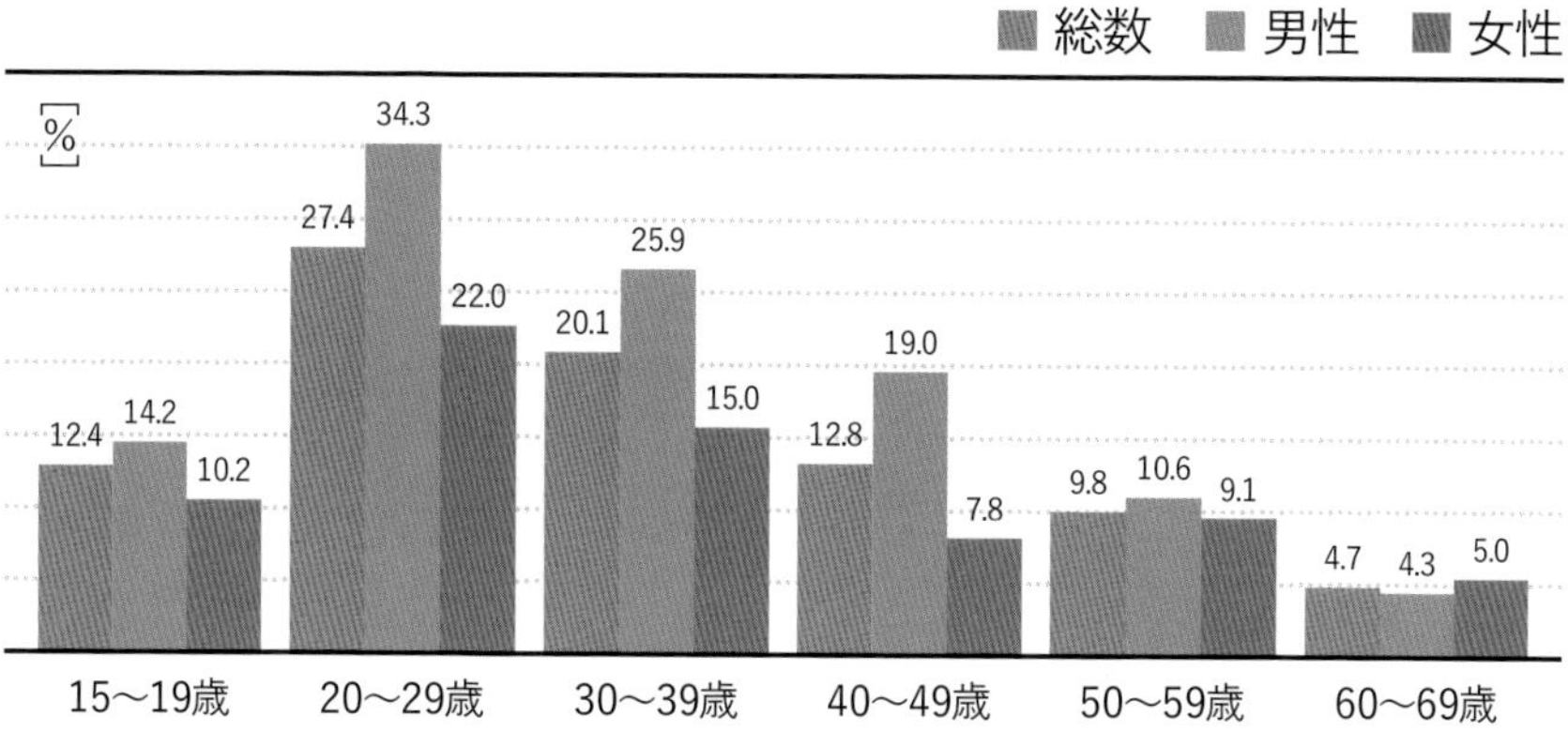

20〜49歳の世代で朝食を食べない人が多いことがわかる。規則正しく3食、きちんと食べるのがベスト。

こんな女性に高血糖が多い

- 痩せている若い女性（BMI18.5 未満）
- 運動が嫌い
- 体重の増減が大きい
- 閉経を迎えた女性
- 若いときに肥満だった経験がある

糖尿病は進行すると不治の病？ 自覚症状があったらすぐに治療を

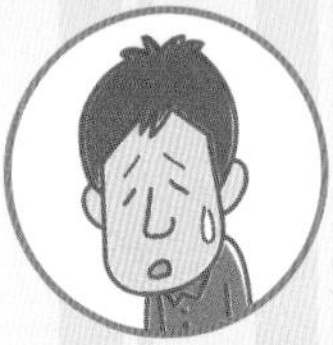

血糖値が高めの状態（黄信号）を続けていると、次第にインスリンが効かなくなり、ついには糖尿病と診断されます。

そして、もし**糖尿病と診断されると、健常に戻ることがほぼ不可能になります。つまり、不治の病というわけです。**

糖尿病になっても、ほとんど目立った自覚症状は現れません。ただ静かに体の中の毛細血管が蝕まれていくだけです。

サイレントキラーと呼ばれる糖尿病ですが、それでもいくつかの兆候があります。食べているのに体重が減る、喉が渇く、トイレに行く回数が増える、疲れやすいなどは、体に異変が起きている証拠です。この段階で気がつけば、糖尿病を防げる可能性はあります。

もし、糖尿病と診断されたら、速やかに血糖値を下げる努力が必要です。血糖値が異常に高い状態が続くと、血管の状態がどんどん悪くなるからです。

糖尿病の危険な兆候

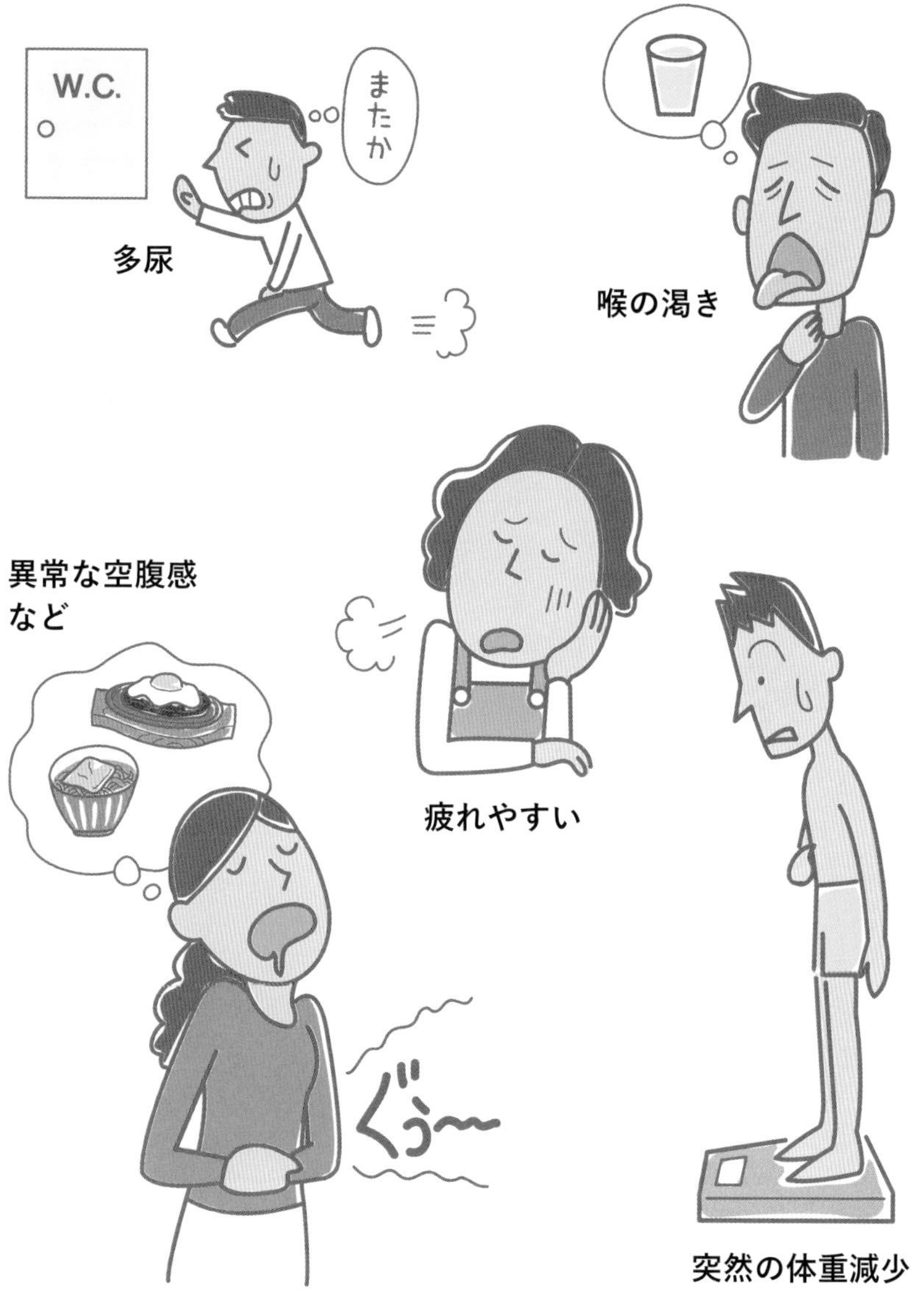
W.C.
またか
多尿
喉の渇き
異常な空腹感
など
疲れやすい
ぐぅ〜
突然の体重減少

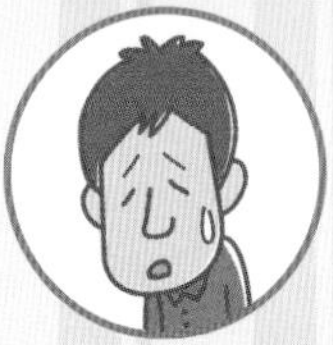

糖尿病の合併症は全身のあらゆる部分に及ぶ

糖尿病は、突然なる病気ではありません。血糖値が高くなってから、10年、20年と放置されるうちに徐々に悪化して糖尿病となるのです。

なぜ、放置するかといえば、痛くもかゆくもないからです。「まだ、大丈夫だろう」と軽く考えているうちに、じわじわと悪化しているのです。その間に、血管がボロボロになり、さまざまな合併症を引き起こします。

合併症は全身のあらゆる部分に及びますが、特に毛細血管が多い臓器に発症します。

どれも生活の質を悪化させ、最悪の場合、死にいたることも少なくありません。

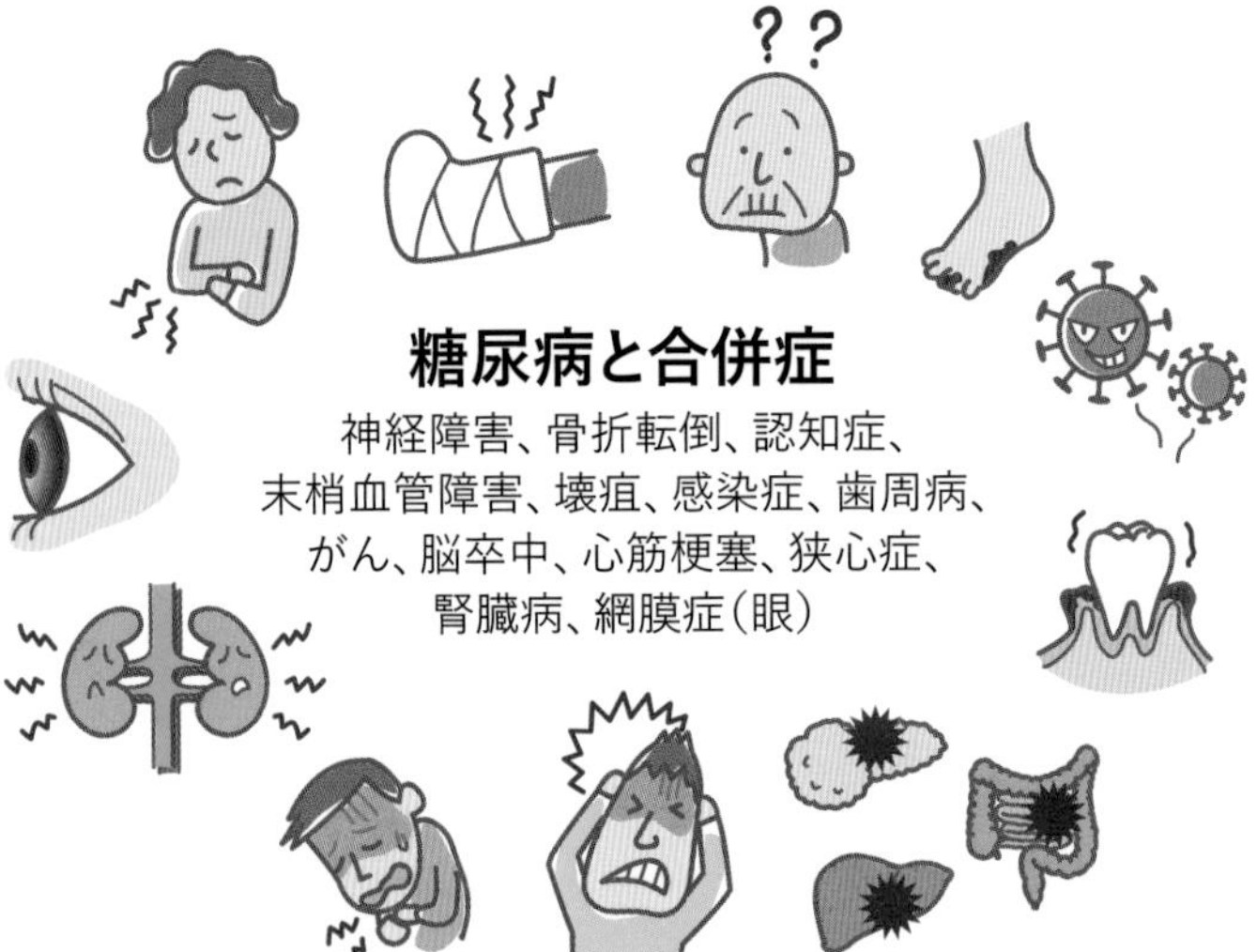

3大合併症

手足の痺れから始まる 神経障害

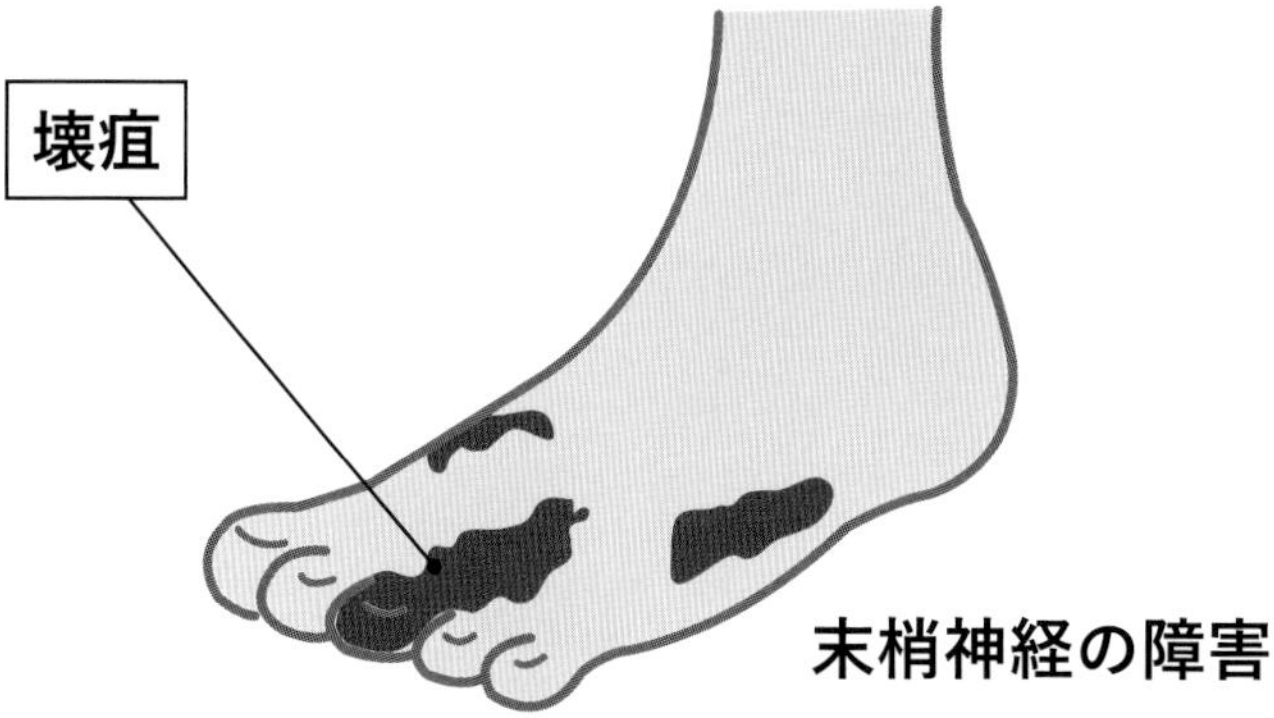

3大合併症のなかで、最も早く症状が現れるのが神経障害です。血糖値がかなり高い状態が続くと、3〜5年で違和感が現れることがあります。

しかし、手足に痺れを感じても、その原因が糖尿病だと気づかないことも多くあります。

足の指先の痺れ、足の裏に何かがついているような違和感、こむら返りなどが主な症状で、必ず左右両側に現れるのが特徴です。

神経障害が進行すると痺れや痛みが耐えられないほどになります。さらに悪化すると壊疽《えそ》となり、最悪の場合、足の切断が必要になります。最終的には神経が機能しなくなり、何も感じなくなります。

3大合併症

ある日突然、失明する
網膜症

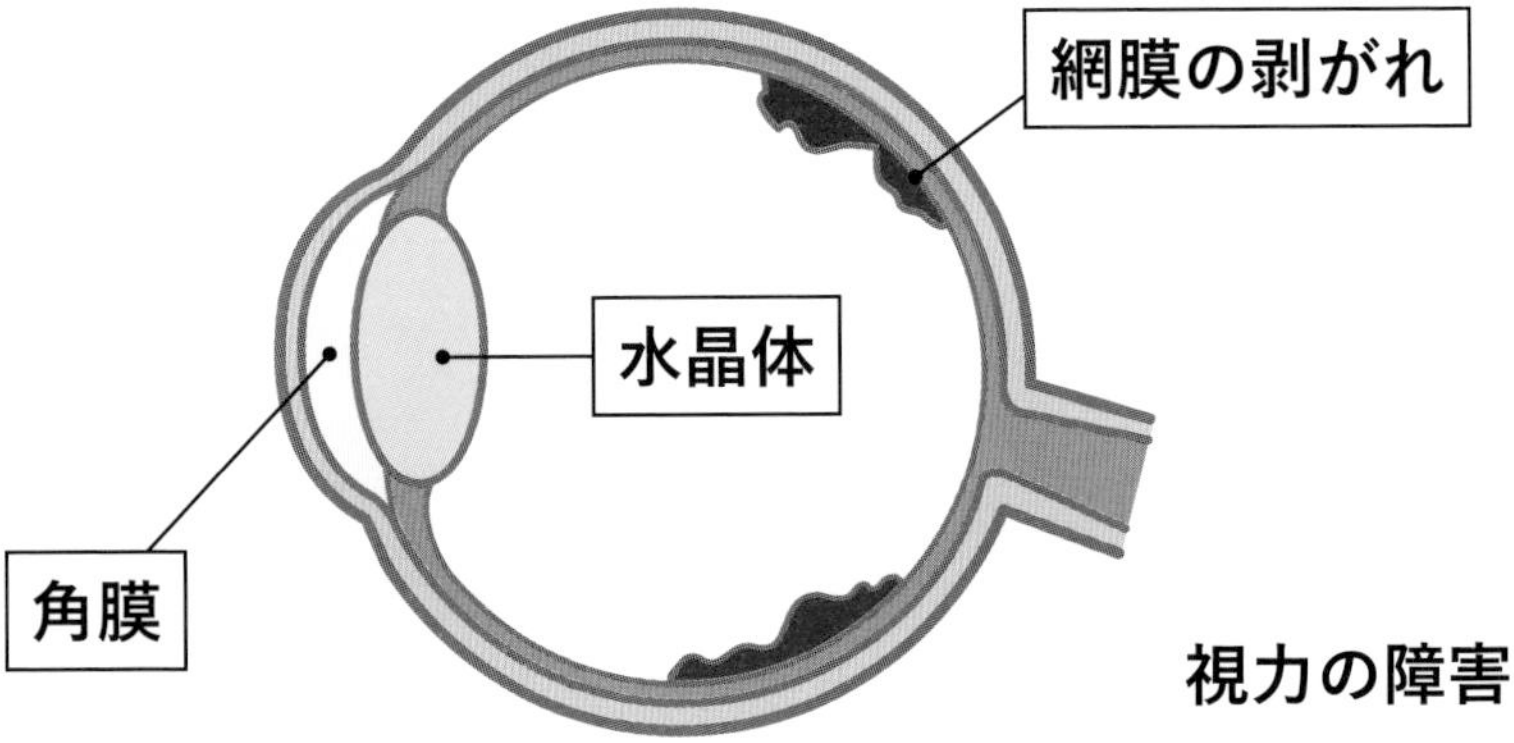

網膜症は、眼底部分の毛細血管が切れて出血を起こし、突然、片側の目が見えなくなる病気です。

しかし、実際は毛細血管が切れたり再生したりを繰り返していて、最終的に出血が視神経に関する部分に及んだときに失明するのです。

この間、本人は何も気づかず、失明の危険を抱えながら日常生活を送っています。HbA1cが8・0%以上の状態が5年以上続くと、約50%の人が眼底出血を起こすと考えられています。

網膜の状態は、眼底写真を撮るとすぐにわかります。糖尿病と診断されたら、定期的に眼底検査を受けて状態をチェックしてください。

3大合併症

人工透析が必要になる恐れがある 腎症

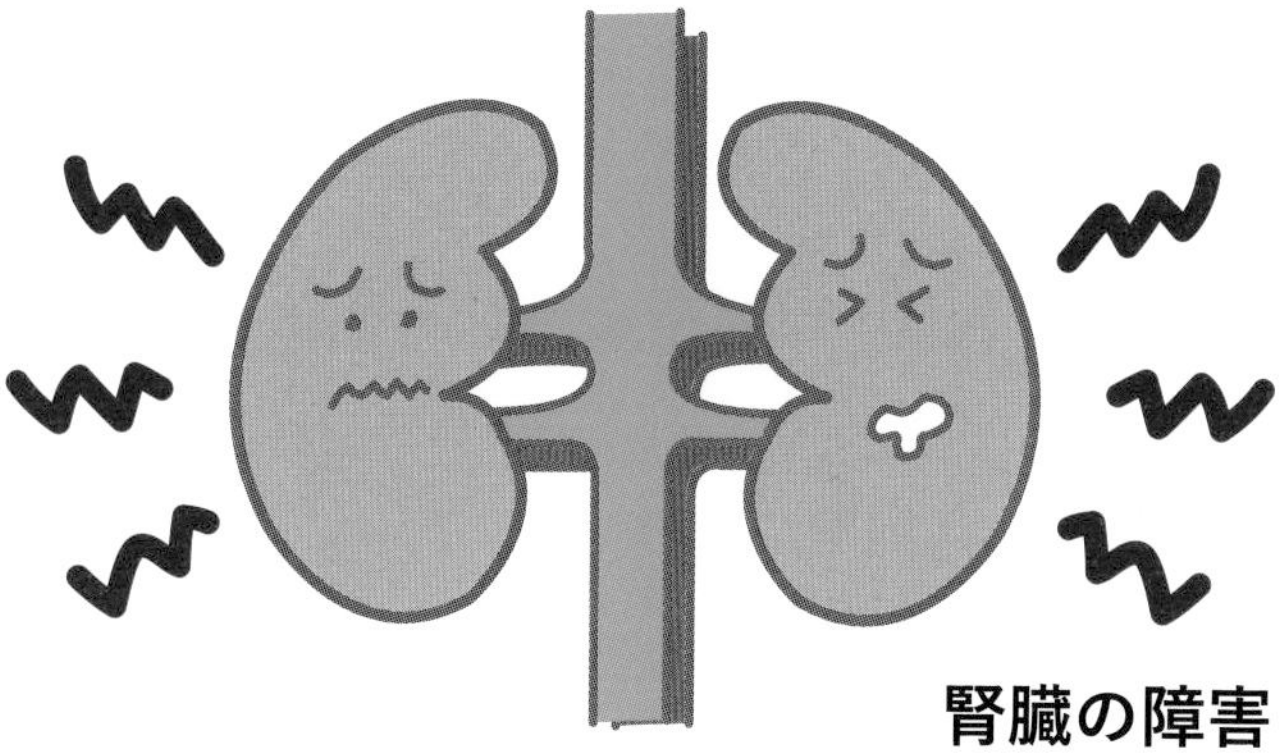

腎臓の障害

3大合併症のなかでも、特に命に関わるのが腎症です。

腎臓は老廃物を運んできた毛細血管が密集し、尿を作って体の外に排出する臓器です。

尿が作れないことによって、水分が体に溜まっていきます。その結果、出る症状が体のむくみです。これが腎症の最初の症状といえます。そのまま放置すると、腎臓の毛細血管が詰まって、体の中に毒素が溜まっていきます。これが進行すると、尿毒症を発症します。

尿毒症と診断を受けると腎不全のリスクが高まり、人工透析が必要になります。人工透析を始めた人の5年後の生存率は60％です。

働き盛りにラクナ脳梗塞が急増中。迅速な対応が何より大事

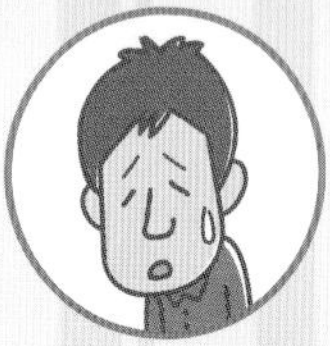

脳卒中とは、脳の血管が詰まる脳梗塞と、脳の血管が切れる脳出血を合わせた言い方です。昭和30年代までは塩分の多い食事が脳出血を招いていましたが、欧米流の生活習慣が一般的になってからは、脳梗塞が多くなりました。

近年、特に増えているのが、脳の細い血管が詰まるラクナ脳梗塞です。40代や50代の働き盛りにも多いのが特徴です。

詰まりかけた血栓が血流に押されてすぐに外れることもあります。脳梗塞で亡くなった人の脳を調べてみると、何度も脳梗塞を起こした痕が見つかることがあるのです。

脳梗塞の発作から命を守るためには、何よりも素早い対応が必要です。すぐに救急車を呼び、適切な処置をすることで一命を取り留めることができます。半身の麻痺や言語障害などの後遺症は、脳のどこの血管が詰まったかによって症状が異なります。

脳の細い血管が詰まるラクナ脳梗塞

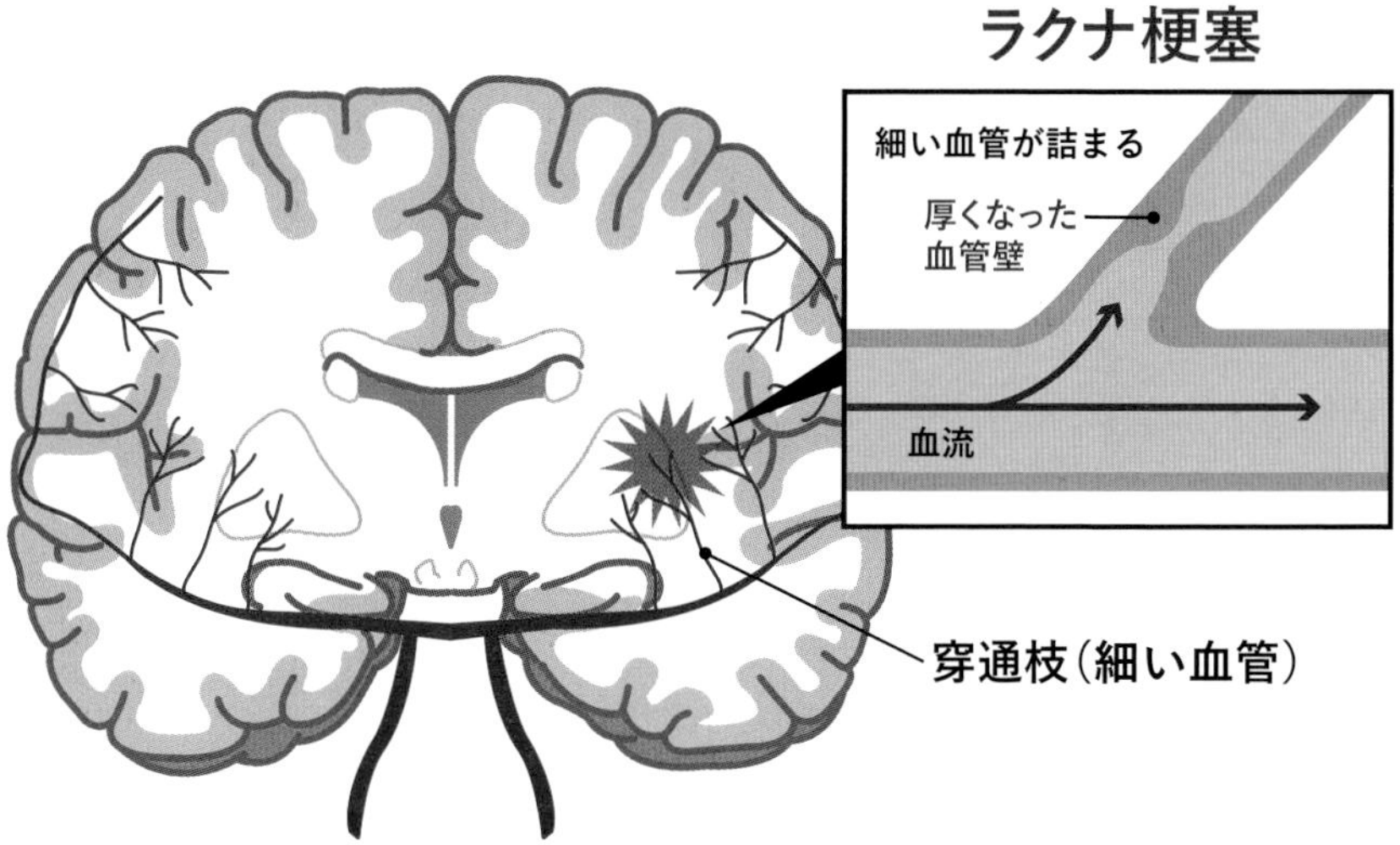

万が一のときは、一刻も早く119番へ

もし、家人が脳梗塞を起こしたら、すぐに救急車を呼んでください。発作から4時間以内に処置をすれば、命は助かるといわれています。そして、枕をせずに、横向きに寝かせてください。シャツのボタン、ズボンのベルトを外して助けを待ってください。

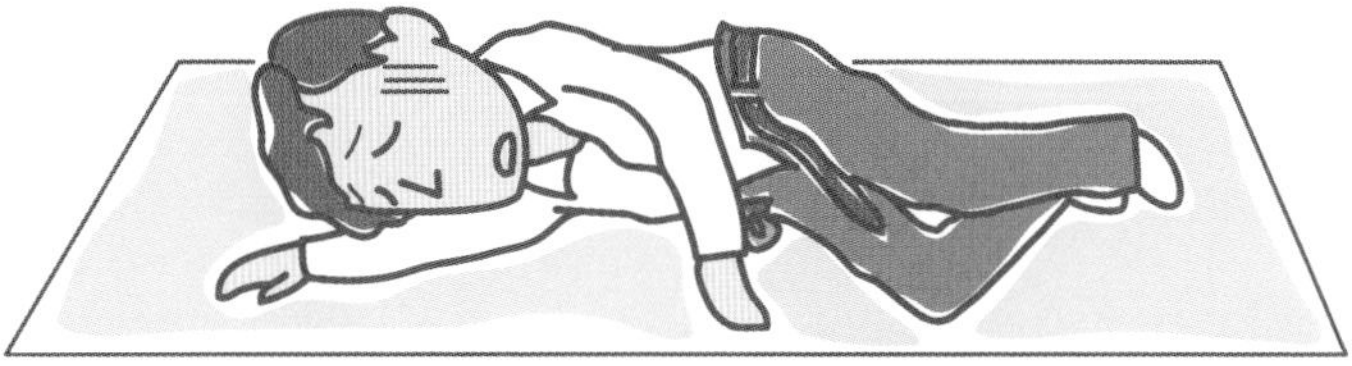

脂肪肝は治りやすいが肝硬変になると完治が難しい

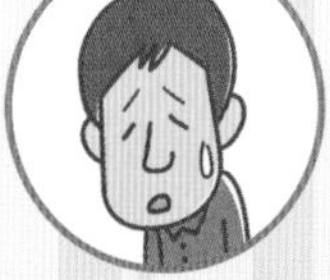

動物の肝臓の艶のある赤黒い色は、血液の色です。**肝臓には膨大な毛細血管が張り巡らされていて、大量の血液が流れ込んでいるのです。**

また、すでに解説したように、肝臓には余分な糖質を脂肪に変えてストックする機能があります。それだけに血糖値の影響を受けやすいといえます。

肝臓に脂肪が溜まり始めた状態を脂肪肝といいます。この状態であれば、ちょっとした生活習慣と食事の改善で、簡単に健康な肝臓に戻ります。

しかし、症状が進行し、肝細胞が炎症を起こす肝炎、さらに慢性肝炎になると組織が硬くなり完治が難しくなっていきます。組織が硬くなる症状を線維化と呼びます。

慢性肝炎がさらに悪化した状態が肝硬変です。線維化が進み表面がデコボコになり、萎縮していきます。また、色も黒っぽくなります。そして、最終的には肝臓がんへと進行していきます。

肝臓の病気は時間をかけて進行する

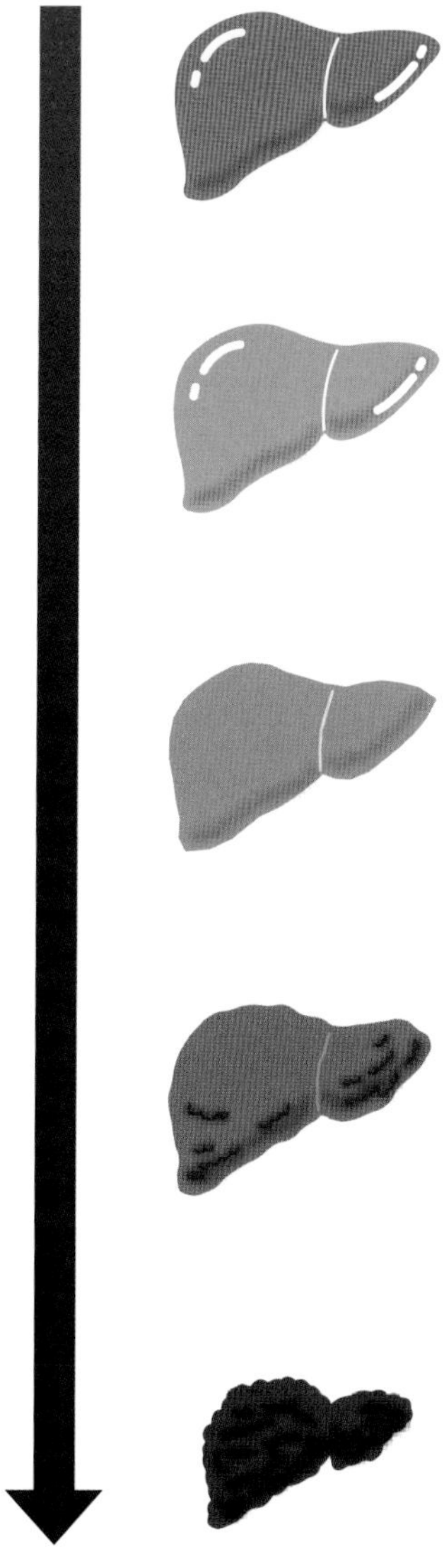

健康な肝臓

表面は赤黒く、艶がある。プリプリと弾力がある。

脂肪肝

肝臓内部の脂肪は増えるが、外観は変わらない。すぐに健康な状態に戻れる。

肝炎

慢性肝炎になると、次第に組織が硬くなる線維化が現れる。まだ、元の状態に戻ることが可能。

肝硬変

線維化が進み、再生結節が作られる。表面のデコボコが顕著になり、萎縮が始まる。

肝臓がん

がん細胞が増殖する。肝臓は萎縮し小さくなる。

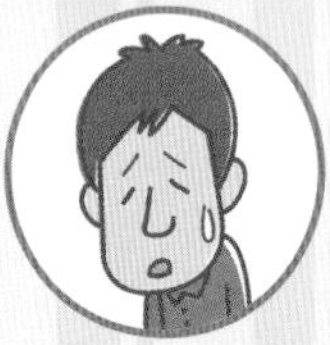

糖尿病のドロドロ血液がアルツハイマー型認知症にも

長生きをするようになって、認知症が大きな社会問題になってきました。政府は２０２５年には65歳以上の高齢者の５人に１人、約７００万人以上が認知症になると試算しています。

認知症になる原因はいくつか考えられますが、大きな要因のひとつは脳の血流です。脳は人間の体の一番上にあります。脳に栄養たっぷりのフレッシュな血液を届けるためには、重力に逆らって進むだけの勢いがある血流が必要です。ところが高血糖が続くと、脳の血管に動脈硬化を引き起こし、脳が必要とする酸素や栄養が届かなくなり、アルツハイマー型認知症の原因となる「アミレイドβ」が溜まりやすくなります。

実際の調査では、糖尿病の人は健康な人に比べてアルツハイマー型認知症が1・5倍、脳血管性認知症が2・5倍なりやすいことがわかっています。

生活習慣病である認知症は、糖尿病の合併症ということもできそうです。

2060年には認知症患者が1,150万人

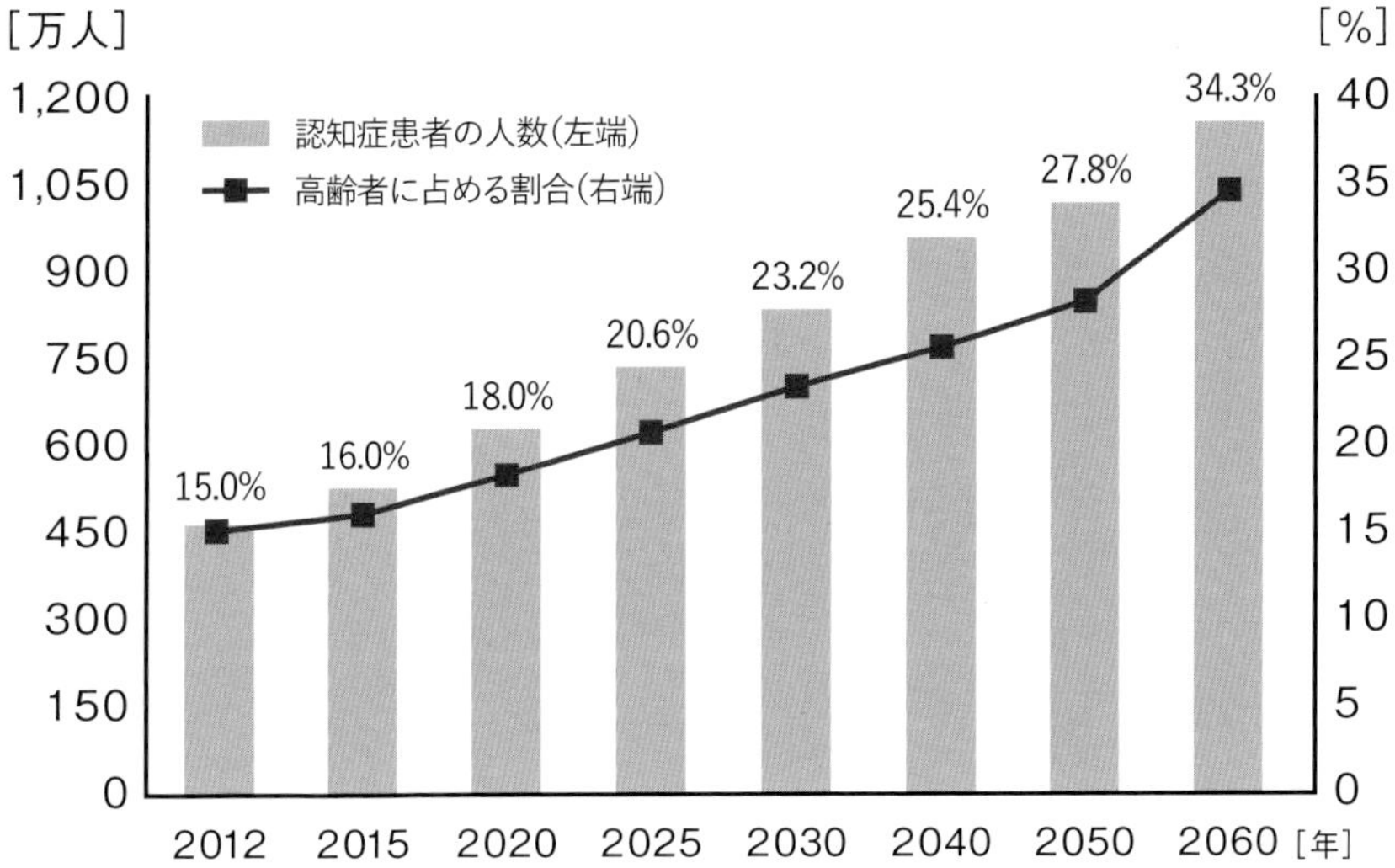

政府は、日本の総人口は減り続け2065年には8,808万人となり、65歳以上の高齢者が占める割合は40%に近づくと予想している。また、2060年に認知症の患者数が1,154万人になるとしている。超高齢化が進む。

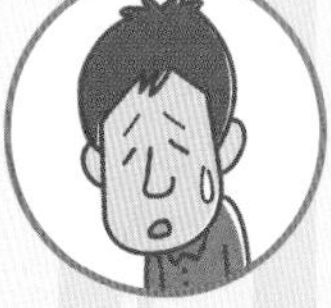

血糖値の高い血液が、がんや心筋梗塞のリスクも高める

人間が生きる力の源となっているのが心臓です。心臓が力強く血液を送り出すことで、すべての臓器に栄養と酸素が送り届けられるのです。

もちろん、心臓にも栄養と酸素が必要です。それを供給しているのが、冠動脈という血管で心臓を掴むように覆っています。**心筋梗塞の発作は冠動脈が詰まって血流が途絶えることで起こります。**

また、冠動脈が狭くなって栄養や酸素が足りなくなるのが狭心症です。

糖尿病とがんの関係は、まだ研究中ですが、高血糖による酸化ストレスが細胞のDNAを傷つけることで、がんが発生するという仮説があります。

実際に健康な人と比べてみると、肝臓がんでは1・97倍、すい臓がんでは1・85倍リスクが高いことがわかっています。

血糖値が高い血液が、いろいろな病気の遠因になっていることは間違いありません。

心筋梗塞も糖尿病の合併症

心筋梗塞は冠動脈が詰まることで血流が途絶え、心臓に栄養と酸素がいかなくなる病気。最悪の場合、突然死につながる。

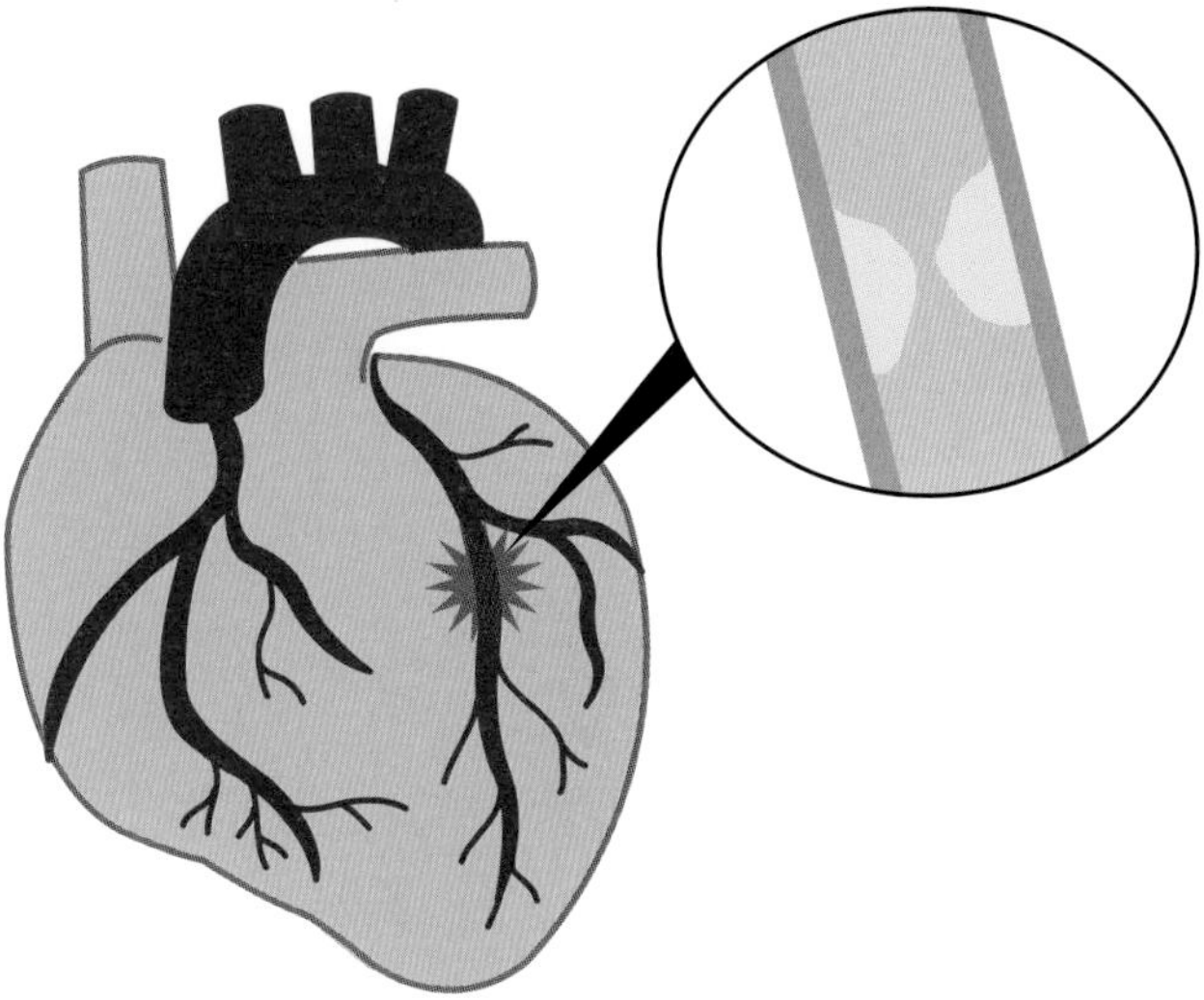

糖尿病とがんのリスク

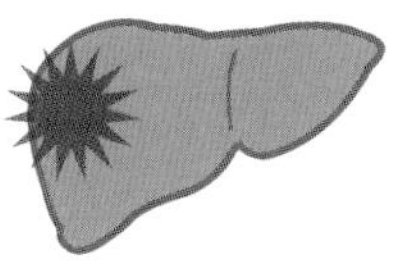

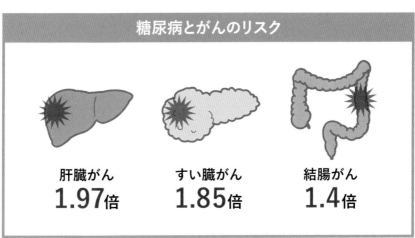

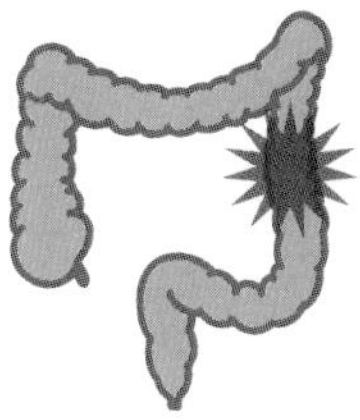

肝臓がん	すい臓がん	結腸がん
1.97倍	1.85倍	1.4倍

（糖尿病がない人のリスクと比較した場合）

出典：「糖尿病と癌に関する委員会報告」（日本糖尿病学会・日本癌学会　糖尿病2013;56(6):374-390）

COLUMN❶

血糖値が高めの人は、同じ量のインスリンが分泌されても効かない

健康な人は食後に血糖値が上がり始めると、すぐにインスリンが分泌されて血糖値が下がります。ところが、常に血糖値が高い人は、同じ量のインスリンが分泌されても効きが悪く、なかなか血糖値が下がりません。これをインスリン抵抗性と呼びます。

血圧が高かったり中性脂肪が高い人も、インスリン抵抗性が高くなることがわかっています。これらの病気は、互いに悪い影響を及ぼし合っているのです。

また、近年の研究では、歯周病菌がインスリン抵抗性の原因になることがわかってきました。第3章でくわしく解説します。

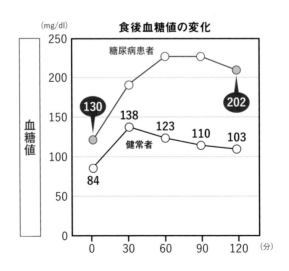

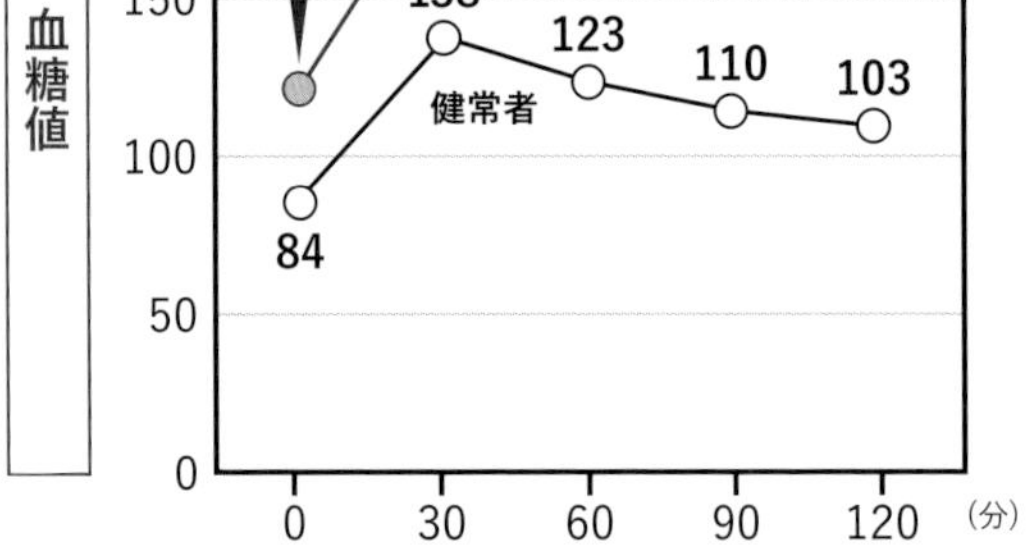

参考資料:『糖尿病の血糖値をぐんぐん下げる200%の基本ワザ』(日東書院本社)

第2章

自力で血糖値を下げる食べ方のコツ

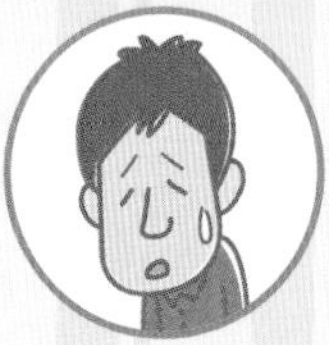

おいしく食べて血糖値を下げるには まずご飯の量を10％減らしてみよう

血糖値を下げるためには、何といっても食事の習慣を見直すことです。糖質が多い食事が血糖値を上昇させるからです。

「やっぱりその話か」と、がっかりしないでください。無理のあるダイエットは推奨しません。我慢しながら食事制限をしても長続きしません。**私のモットーは「我慢しないで、おいしく食べる」です。**

おいしく食べて糖質を減らすには、ちょっとしたコツがあります。

そのひとつが、「10％のちょいオフ」です。

成人男性の糖質量は１日２５０グラムです。平均的に３００グラム取っていると考えれば、まず10％減らせば目標値が見えてくるのです。

最初にしてほしいことは、ご飯の量を10％減らすことです。家で食べるときは盛りを少なめにし、外食のときは「ご飯少なめ」とオーダーしましょう。

このスタートこそが、快適な「おいしいダイエット」の始まりです。

ご飯の量と糖質量

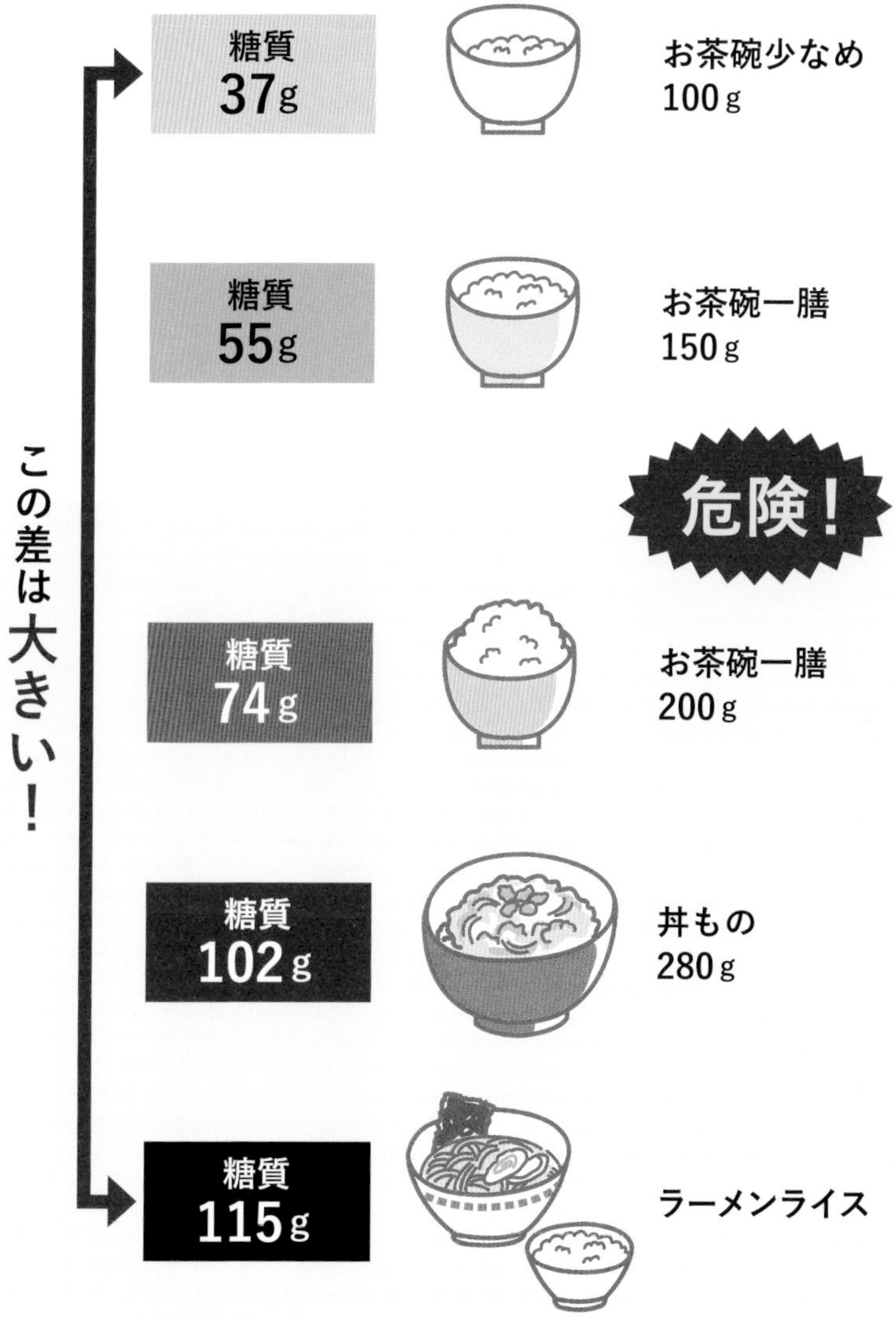
糖質 37g
お茶碗少なめ 100g
糖質 55g
お茶碗一膳 150g
危険！
糖質 74g
お茶碗一膳 200g
糖質 102g
丼もの 280g
糖質 115g
ラーメンライス
この差は大きい！

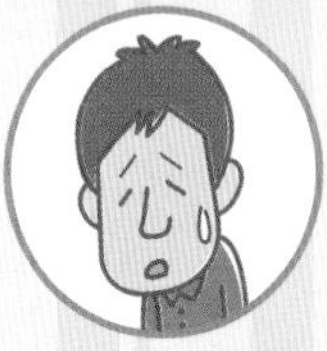

糖質量は計算しなくてよい。ちょいオフの意識でＯＫ

平均的なお茶碗一膳のご飯に含まれる糖質は55グラムです。ご飯を10％減らすと、５～６グラムの糖質をカットすることができます。１日に２回、ご飯を食べる人は、10～12グラム削減ということになります。削減目標は50グラムですから、これだけで20％の達成率です。

しかし、「今日は何グラム減らした」「今日は減らなかった」と神経質に考えることは意味がありません。

大切なのは、意識を持つことです。かえって食事がまずくなってしまいます。「糖質をちょっとだけ減らそう」という意識を持てば、清涼飲料水をお茶に替えたり、お酒のつまみをフライドポテトからナッツに替えることが自然にできるはずです。

そして、正しい知識を持つことです。

健康にいいイメージがあるフルーツですが、実は糖質たっぷりの危険食品です。食べるな、とはいいません。食べ方に気をつけることが重要です。

意識を変えることが第一歩

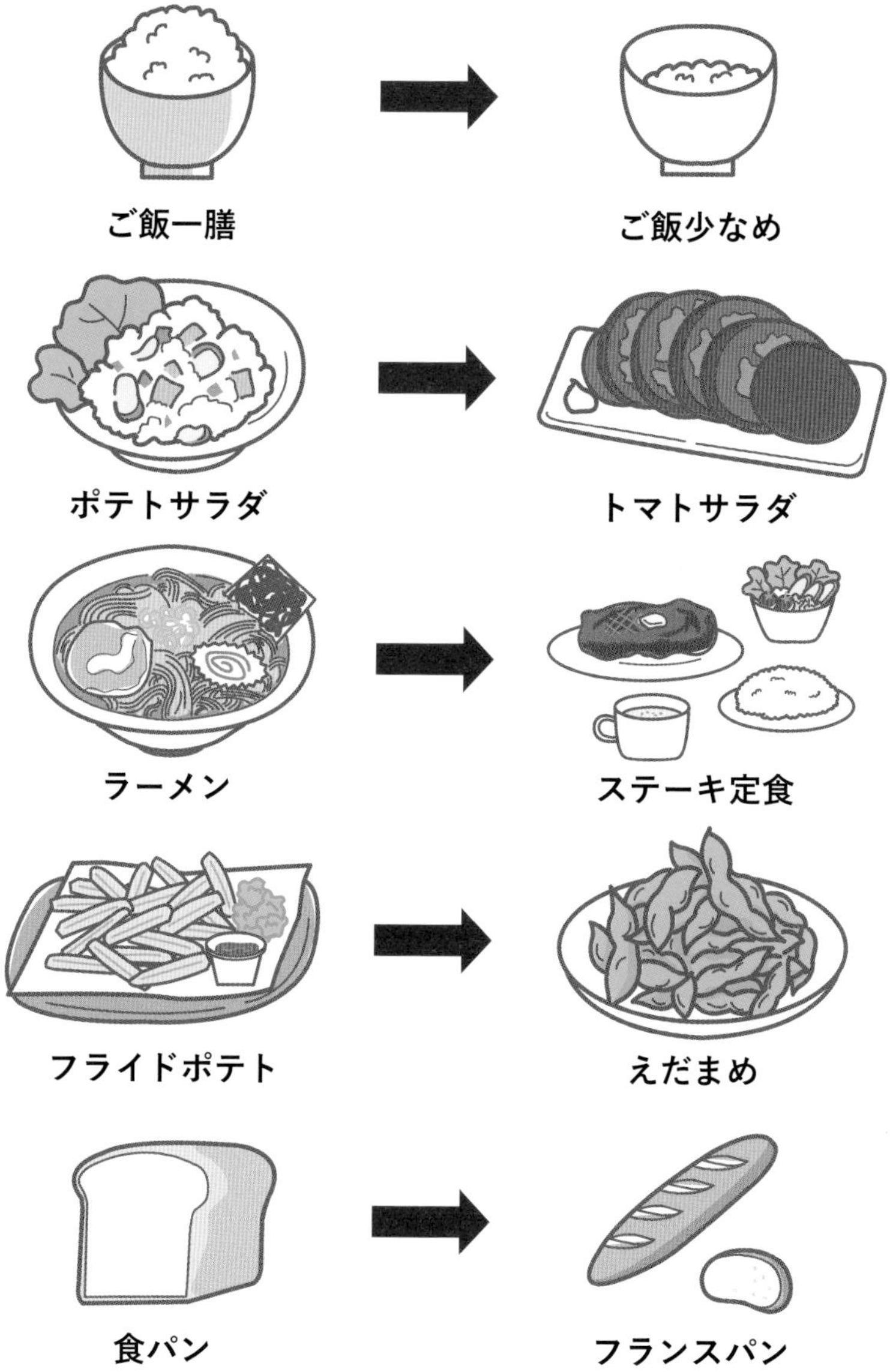

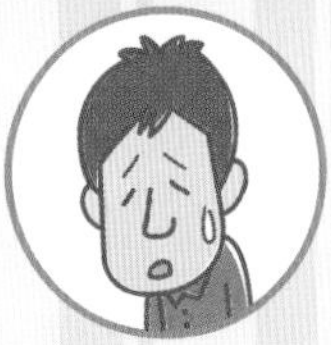

女性ホルモンの減少は高血糖になりやすい。麺類に注意！

40歳を過ぎた女性の糖尿病患者が増えています。ひとつの原因は、閉経による女性ホルモンの減少です。エストロゲンという女性ホルモンには、血糖値や血圧を低く抑える働きがあります。若い年代では女性より男性に高血糖が多いのはそのためです。

逆に40歳を超えるとエストロゲンが減り、女性の糖尿病患者が増えるのです。もうひとつの要因が麺類の食べ過ぎだといわれています。

ラーメン、焼きそば、うどん、そば、スパゲティなど、おいしいレトルト商品がスーパーやコンビニに並んでいます。おかずを用意する必要がない麺類は手軽に食べられるため、女性にも人気なのだそうです。ボリュームが少なく感じるのも、手に取るきっかけになっているようです。

ところが、麺類こそ糖質の塊です。ツルツルと喉ごしがよく、あまり噛まないのもよくありません。麺類は週に1〜2回にするのがよいでしょう。

中年女性の高血糖が増えている

女性ホルモン量の変化

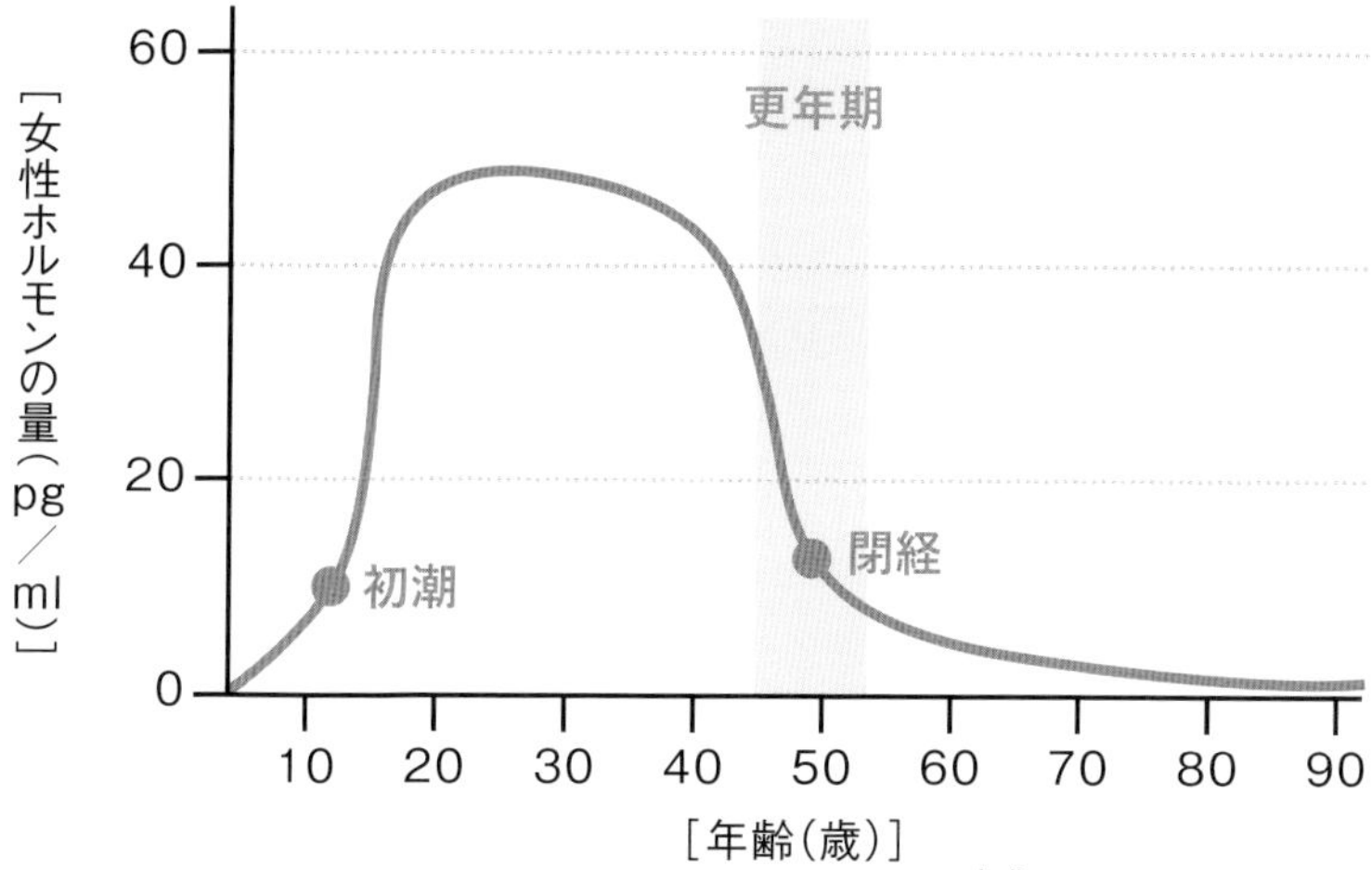

出典：pixta.jp-75148148

55%の人が週2回以上麺類を食べている

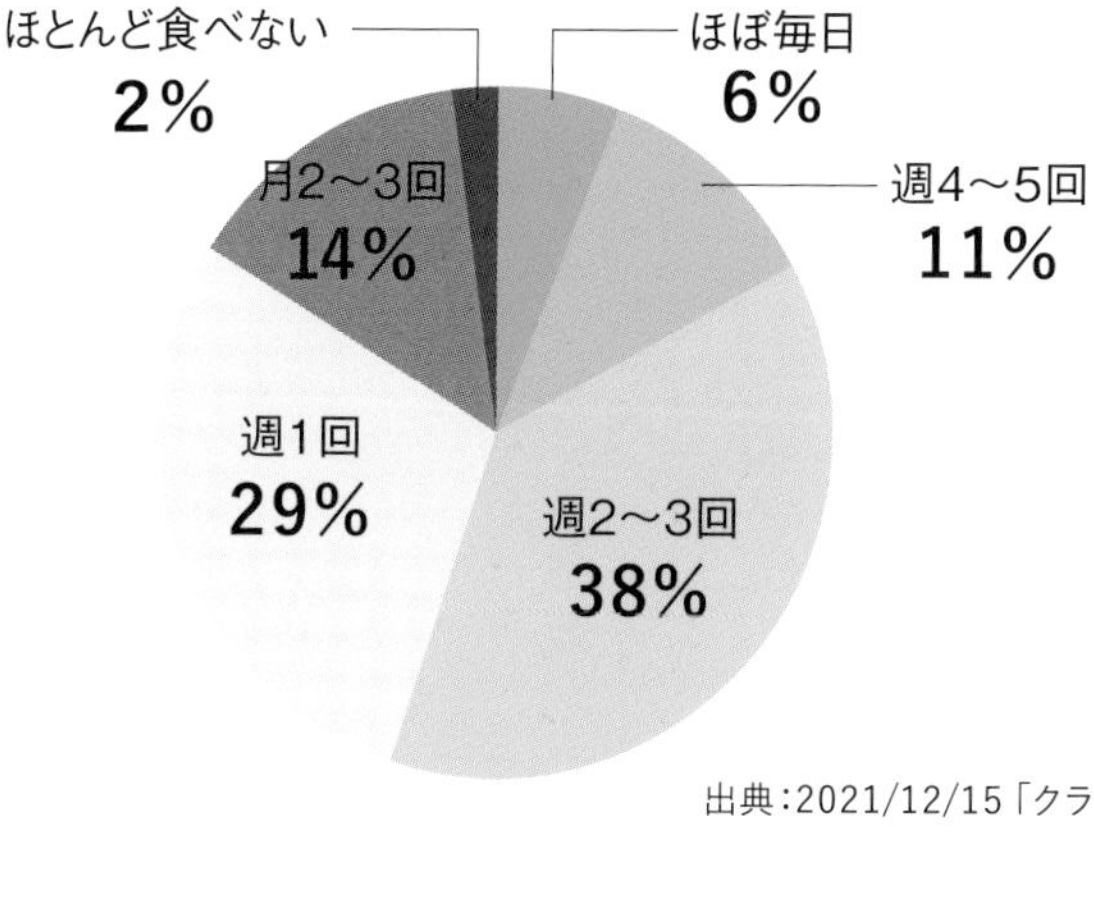

出典：2021/12/15「クラシエ」調べ

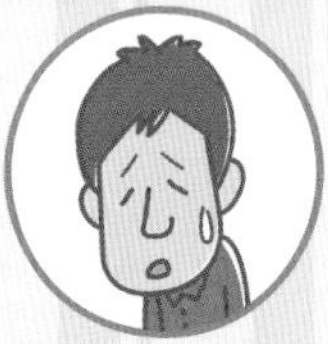

極端なダイエットは逆効果。空腹で食べる糖質は即、吸収される

糖質を極端に減らすダイエットが流行っています。

極端な例では、1日50グラムに糖質を抑えるという方法もあるそうです。そこまで無理に糖質を減らすと、まず元気や気力が減退します。元気いっぱいに1日を過ごせないのでは、生きている意味がありません。

また、人間の体は、命の危険を感じるとエネルギーを蓄えようとする機能があります。糖質を極端に減らすと、逆に糖質を貪欲に吸収してしまうのです。**糖質制限ダイエットで痩せた女性のお腹がぽっこり出ている例を、私は何度も見ています。**

リバウンドも問題です。

ダイエットに失敗して以前の食生活に戻ると、必ず体重が増えてしまいます。**まずは朝食をちゃんと食べることをおすすめします。**朝食と昼食をしっかり食べて活動量を増やし、夕食を少し控えめにすれば完璧です。

3食、きちんと食べるのがベスト

欠食による血糖の上がりやすさ

【健康な人91人を対象】

3食とも食べた場合　朝400kcal 昼800kcal 夕1000kcal
朝食を抜いた場合　昼800kcal　夕1000kcal
朝・昼とも抜いた場合　夕1000kcal
で血糖値を比較

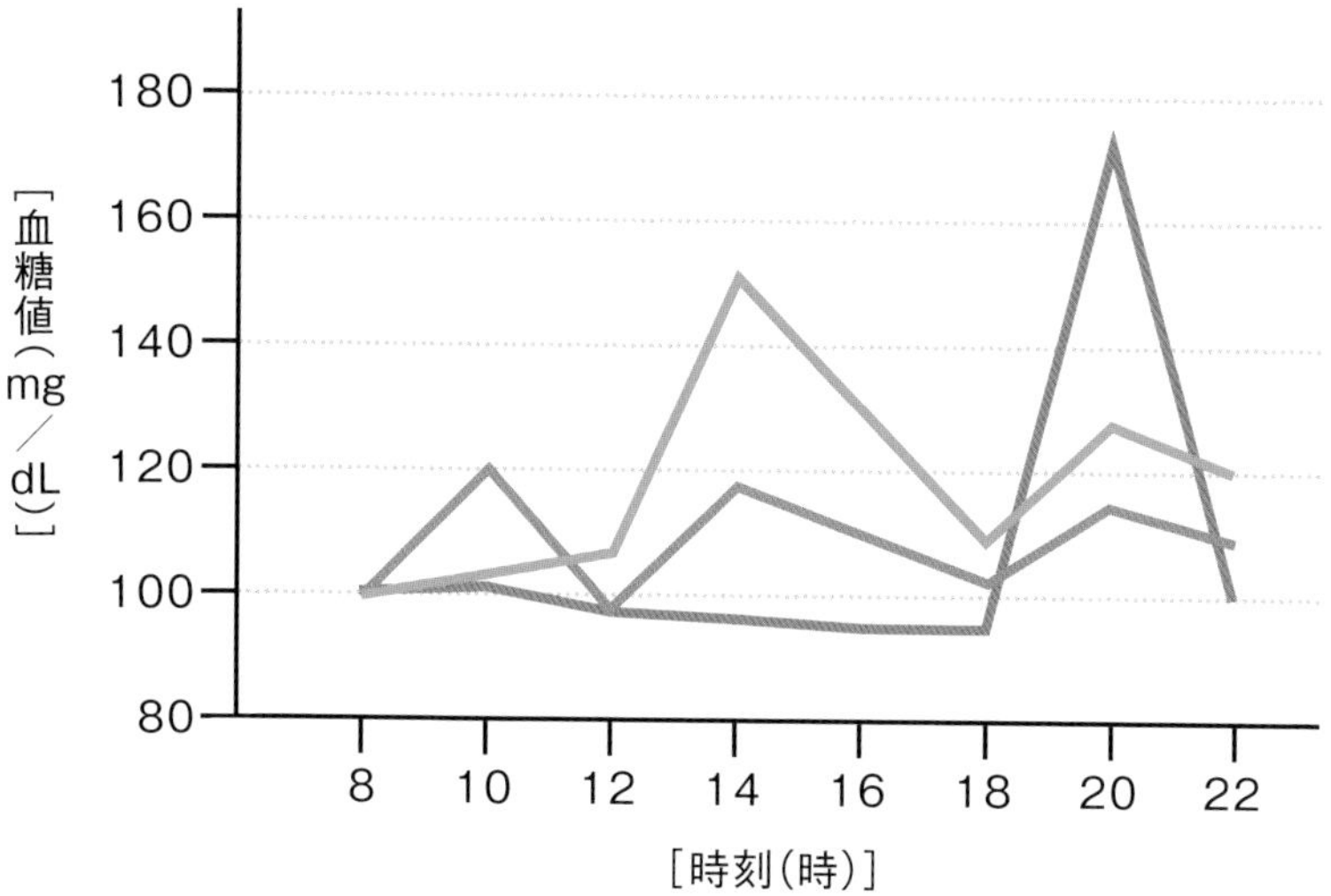

出典：Diabetes,2008,Oct;(5710):2661-2665

欠食によって1日の摂取カロリーは減るが、欠食後の血糖値は上がりやすくなる。

朝食を抜いた2食、夕食だけの1食の人は食後血糖値が上がりやすい。逆に3食きちんと食べている人は、食後血糖値の上がり方が緩やか。極端なダイエットは逆効果だ。（三島市医師会HPをもとに作成）

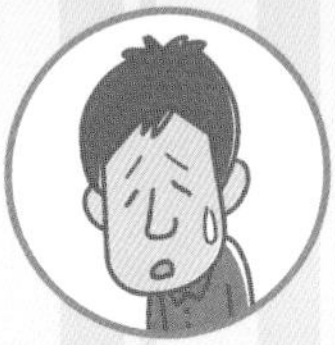

食べる順序は大切。最初は野菜かたんぱく質から

健康的に糖質を減らすうえで、覚えておいてほしい法則があります。それは、食べた順に体は栄養を吸収する、ということです。

では、糖質をいかに「効率悪く」吸収するか。

それは簡単です。糖質を食べるのを後にすればよいのです。

血糖値が高い、あるいは食後血糖値が高い人の典型は、空腹の状態で白いご飯を食べてしまうことです。お腹が空いているときに目の前に白いご飯を出されれば、つい箸をのばしたくなりますね。

その気持ち、よくわかります。

しかし、ここで踏みとどまって、**まず野菜、あるいは肉や魚といったたんぱく質から食べるのが、おいしく食べる糖質ちょいオフの極意です。**

家庭での食事なら、ご飯を最後に出してもらうとよいでしょう。

ご飯は最後に食べるのがよい

野菜を先に食べると血糖値の上昇が緩やかになる

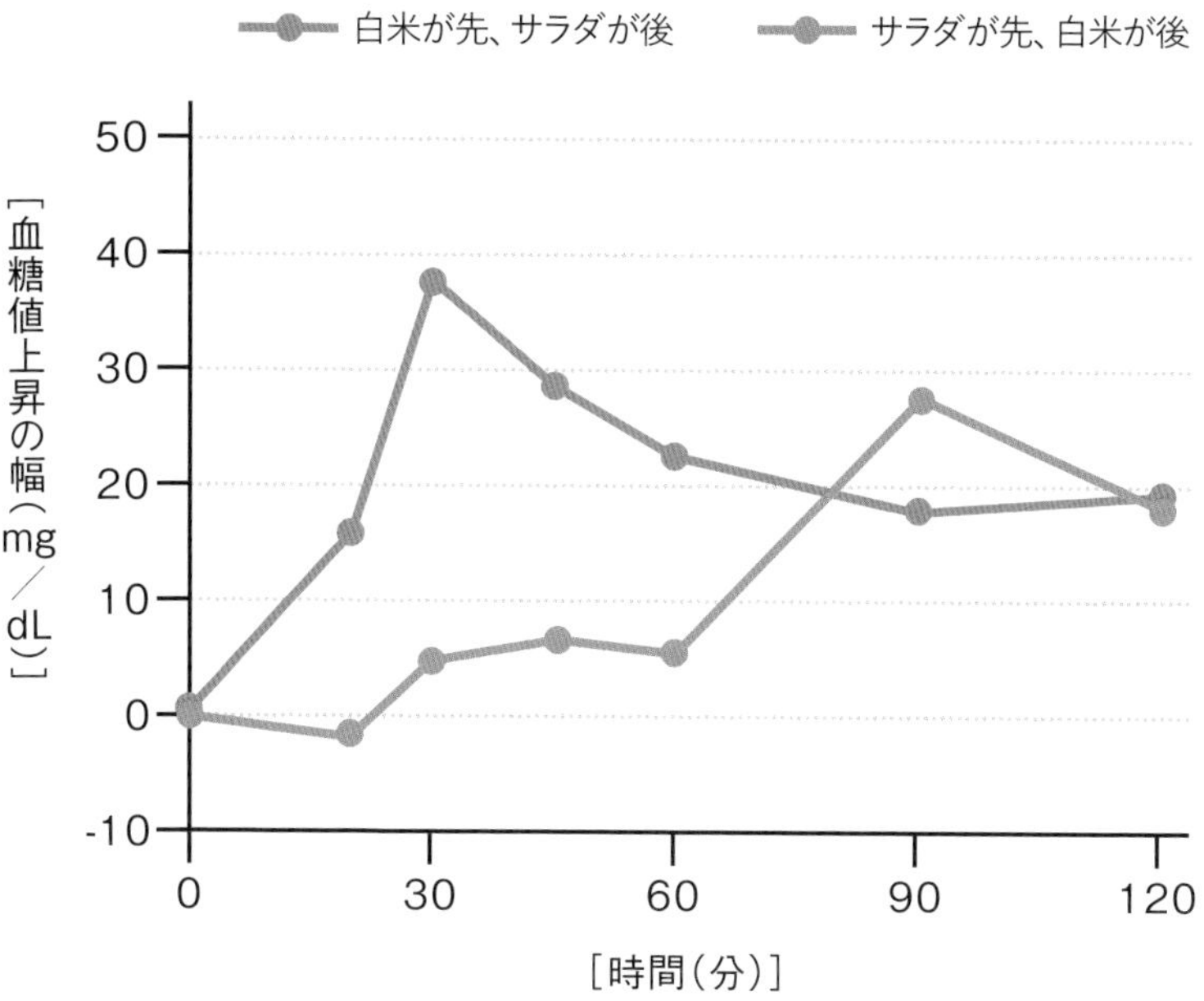

健康な男女10人を対象に調べたところ、ご飯を先に食べた場合に比べ、野菜を先に食べた場合のほうが血糖値の上昇が緩やかに抑えられた。

出典：糖尿病2010;53(2):96-101

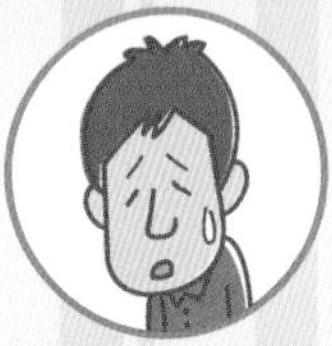

注意！甘くておいしいフルーツは血糖値を上げる意外な悪玉

糖質は大きく3つに分けられます。分子構造が複雑な多糖類、単純な構造の二糖類、そして、最も単純な単糖類です。

多糖類は胃や腸で消化酵素によって分解され、最終的に単糖類のブドウ糖に変わってから吸収されます。その過程には時間と手間がかかります。

一方、砂糖の糖質、ショ糖は二糖類で、簡単にブドウ糖に形を変えます。つまり、食べるとすぐに吸収されてしまいます。甘い砂糖が血糖値を上げるのは、このためです。

ところが、もっと危険な単糖類があります。それはなんでしょうか？

実は、フルーツの果糖なのです。

フルーツといえば、一般的に健康的な食品と考えられています。しかし、血糖値上昇という観点から見れば、甘いフルーツは明らかに悪玉なのです。

特にミキサーで繊維を粉々にして砂糖を加えたスムージーは大変危険です。

甘いフルーツは吸収しやすい果糖の塊

単糖類	ブドウ糖、果糖（フルーツ）
二糖類	ショ糖（砂糖）、乳糖、麦芽糖
多糖類	でんぷん（いもなどの野菜）、グリコーゲン糖

糖質が多いフルーツ

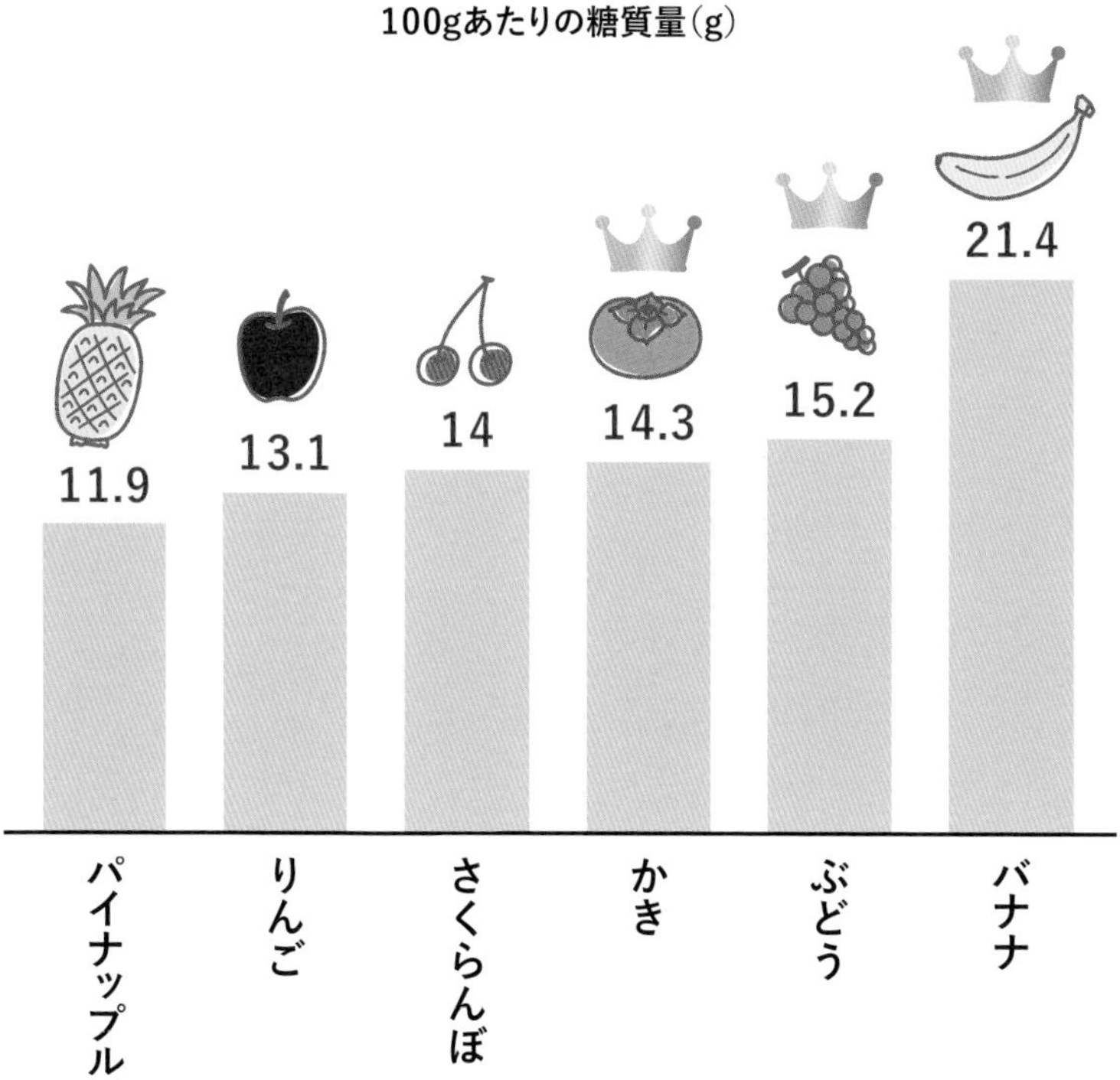

出典：小山イーストクリニックHP

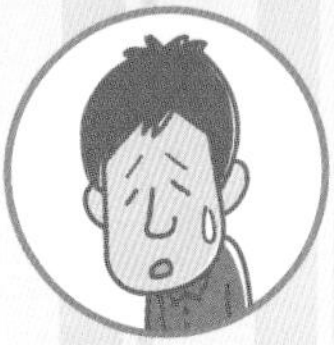

スナックと清涼飲料水は糖尿病の原因に

ポテトチップスなどのスナック類が、スーパーやコンビニの棚の大きいスペースを占めています。メーカーは次から次に新商品を発売し、消費者にどんどんスナックを食べさせようとしています。

スナック類の主原料は、主にじゃがいもやとうもろこしです。これらは多糖類ですからフルーツよりはマシですが、糖質には変わりありません。

しかも、そこにたっぷりの甘みが加えられています。**この添加された甘みの正体が、人工的に作られた果糖なのです。**すでに解説したように、果糖はあっという間に体内に吸収される最悪の糖質です。

スナックと同様、清涼飲料水の甘味づけに使われているのも果糖です。

スナックを食べながら清涼飲料水を飲めば、血糖値は瞬時に上昇すること間違いありません。

子どもの糖尿病が増えているのも、このパターンが多いと考えられています。

子どもの糖尿病の原因はスナックと清涼飲料水

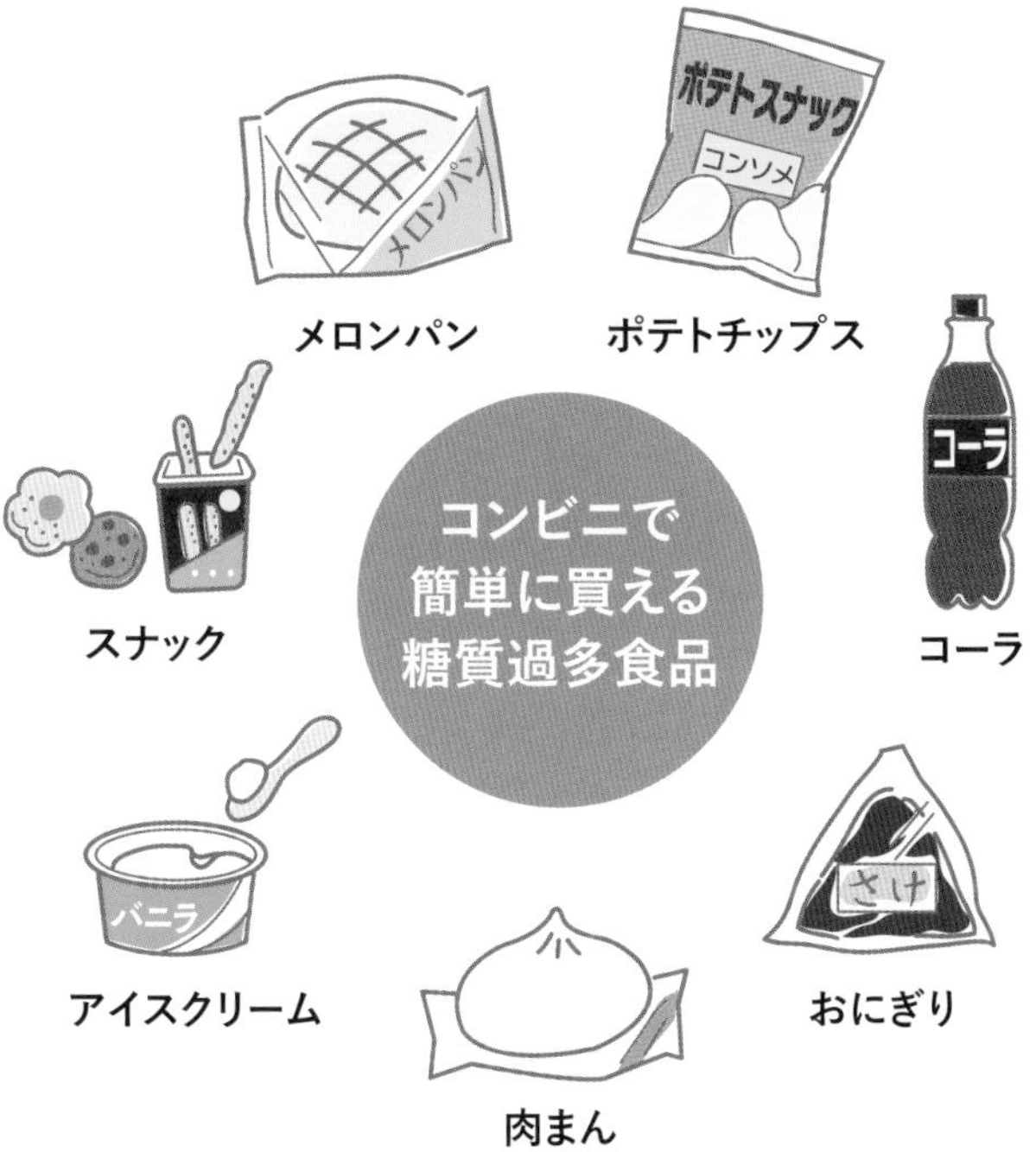
メロンパン
ポテトスナック
コンソメ
ポテトチップス
コーラ
スナック
コンビニで
簡単に買える
糖質過多食品
バニラ
アイスクリーム
さけ
おにぎり
肉まん

10歳から糖尿病は始まる

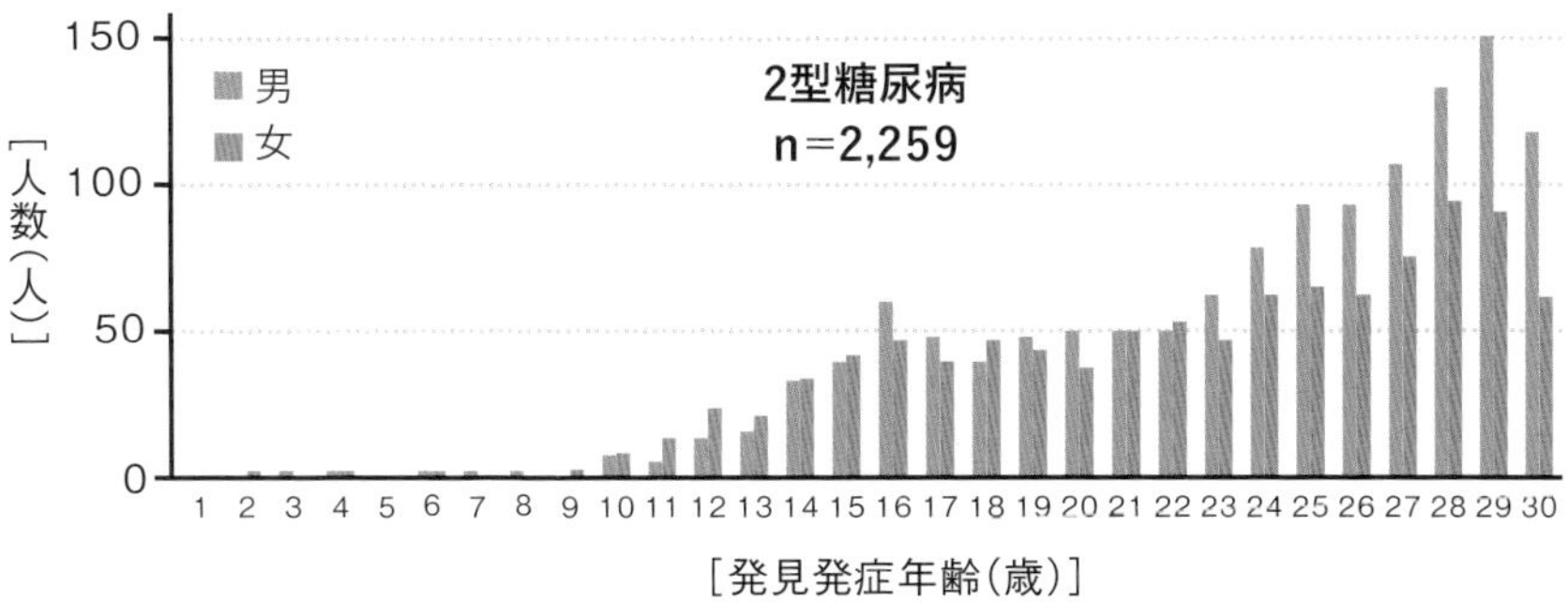

出典：Uchigata Y,et al.Diabetes Res Clin Pract 2008,82:80-86

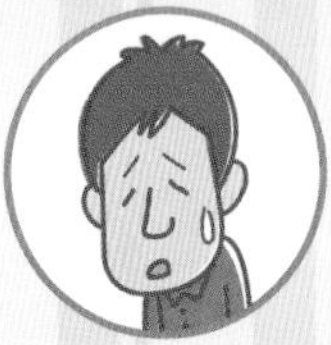

甘さと塩分。糖質たっぷりの食品は中毒性がある

最近、健康に悪いものにあえて手を出す「背徳グルメ」が流行っているのだそうです。

「罪深チーズケーキ」「罪深いシュガーマヨチーズトースト」「ニンニクマシマシ羽根付き餃子」など、ネーミングも凄まじさを競っているようです。

これらの高カロリー、高糖質のギトギト系食品を、しかも夜中に食べるのが「罪深くていい」というのですから、もうどうしたらいいのかわかりません。

流行のきっかけは、テレビのグルメ番組や「インスタ映え」といわれていますが、要するにメーカーの戦略に乗せられているだけなのです。

スナック、カップ麺、スイーツなどは、甘さと塩分を強くすることによって、一種の中毒症状を引き起こします。一度、誘惑に負けてしまうと抜けられない怖さがあります。

どうか、節度を守った食生活を心がけてください。

背徳グルメに惑わされるな

食べると背徳感や罪悪感を感じるもの

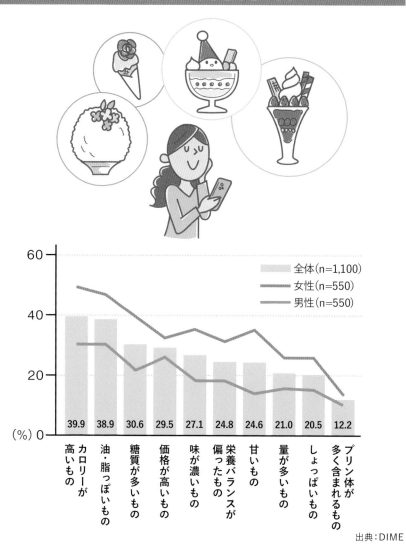

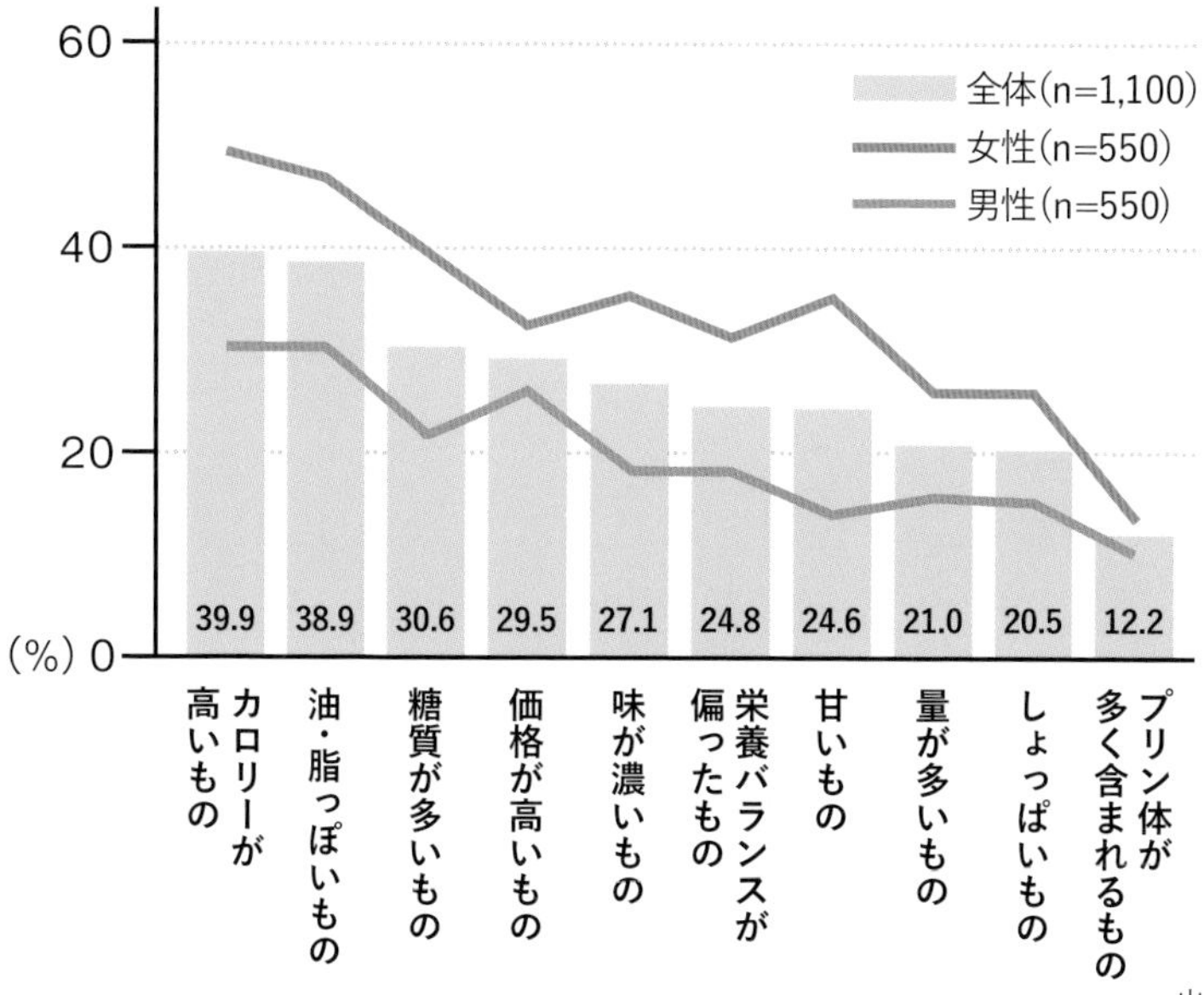

出典：DIME

積極的に食べたい食品

肉、魚、卵、豆腐などのたんぱく質を中心に食べる。たんぱく質を食べている限り、糖質はほとんどゼロになる。

野菜類、きのこ、海藻などは食物繊維が多く、カロリーが少ない。食事の最初に前菜のように食べれば、糖質の吸収も遅くなる。

以上の食品をゆっくりとよく噛んで食べて、最後に少なめのご飯と味噌汁でしめれば、理想的な食事になる。

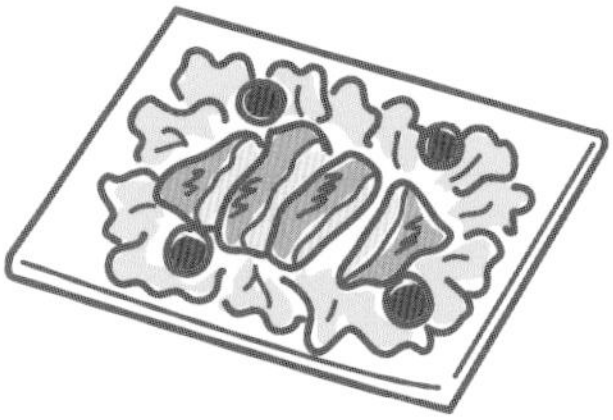

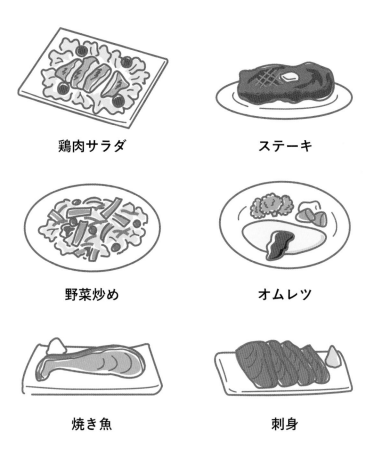

鶏肉サラダ

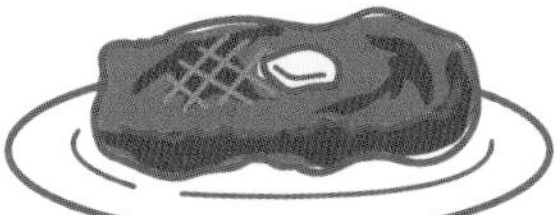

ステーキ

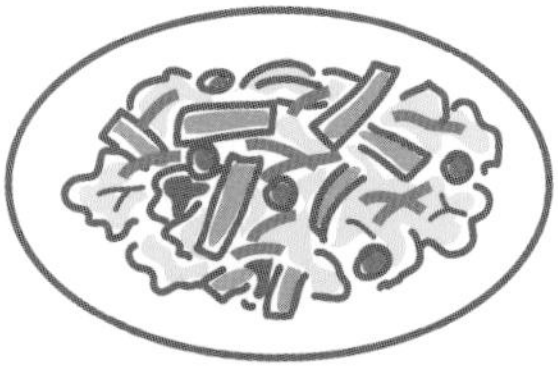

野菜炒め

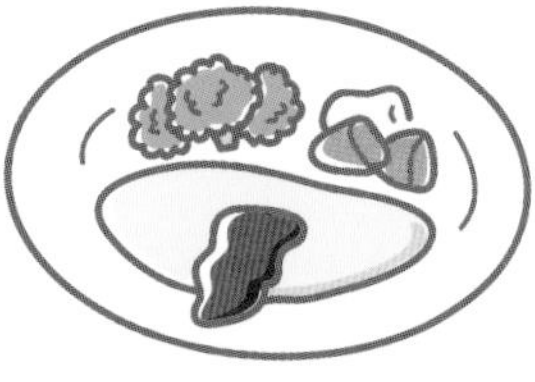

オムレツ

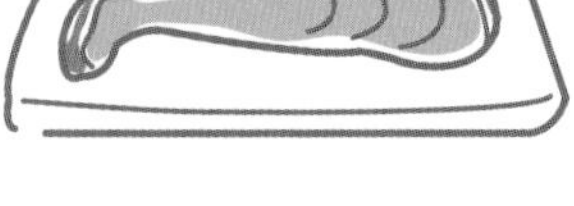

焼き魚

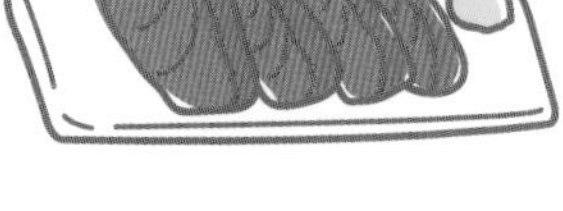

刺身

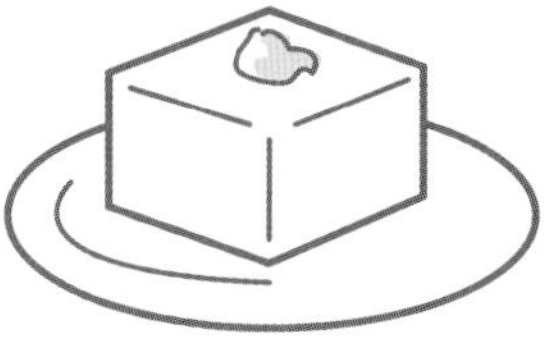

豆腐

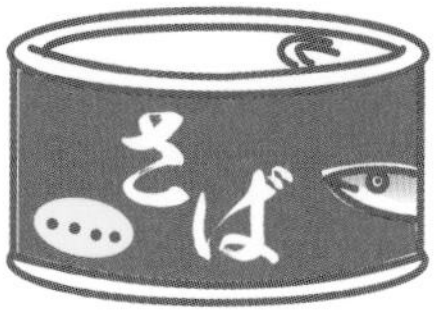

さば缶

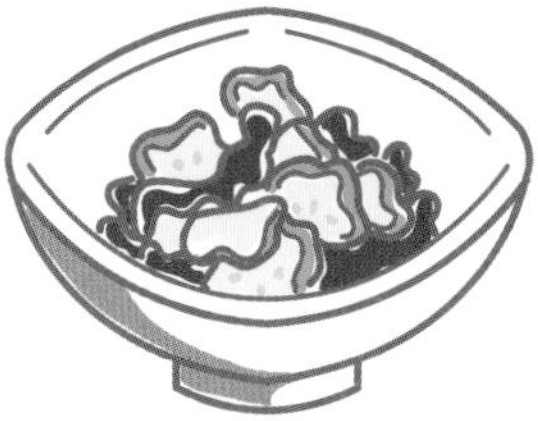

酢のもの

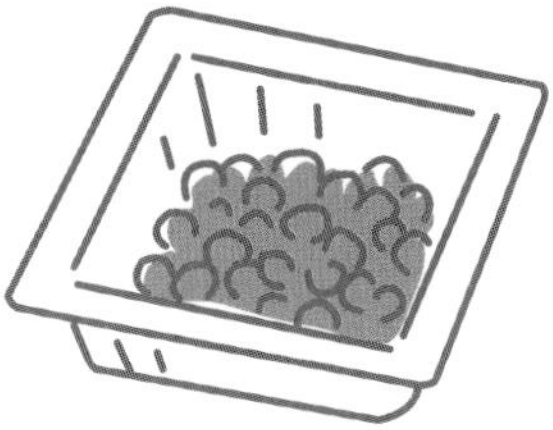

納豆

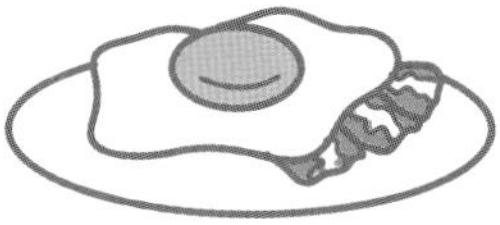

ベーコンエッグ

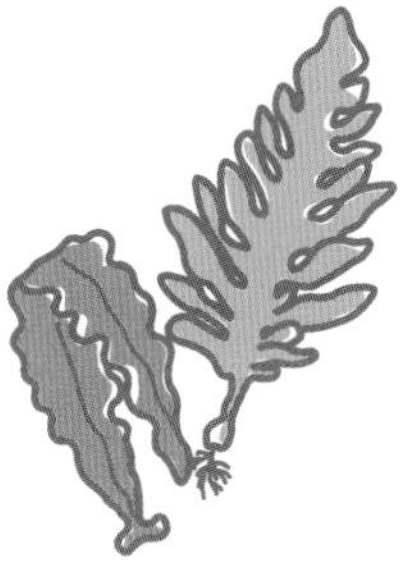

海藻

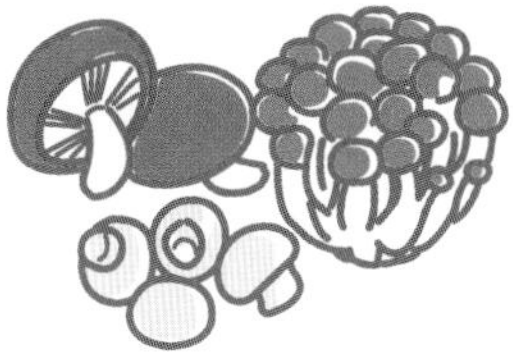

きのこ

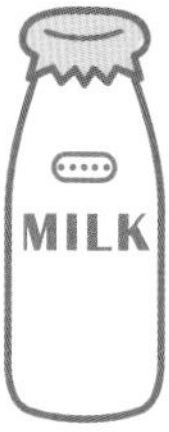

牛乳

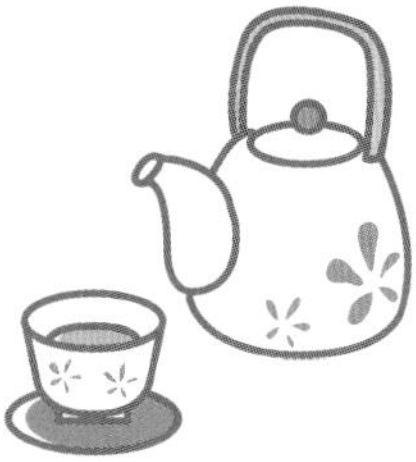

緑茶

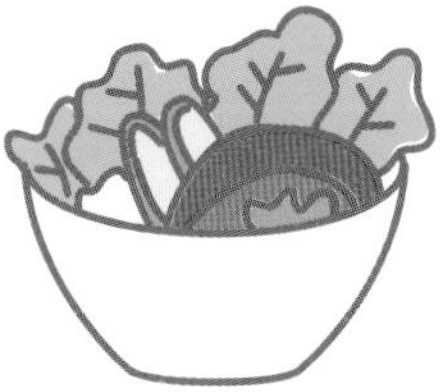

野菜サラダ

できるだけ避けたい食品

糖質の多い人は、ご飯と麺類を取り過ぎている場合が多い。丼ものは、普通のお茶碗の1.5倍くらいご飯が多いので注意。ラーメンは塩分も多い。夜、遅い時間のラーメンは最悪。

スナック、スイーツ、清涼飲料水などを間食で取ると、せっかく下がり始めた食後血糖値を再び上げることになる。

シャインマスカットなど、甘いフルーツは血糖値スパイクの原因になる。食べるなら、これから活動が増える朝食がいい。

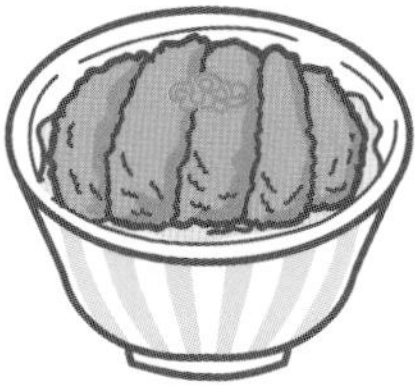

丼もの

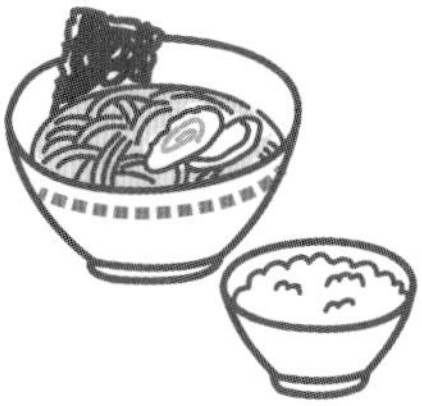

ラーメンライス

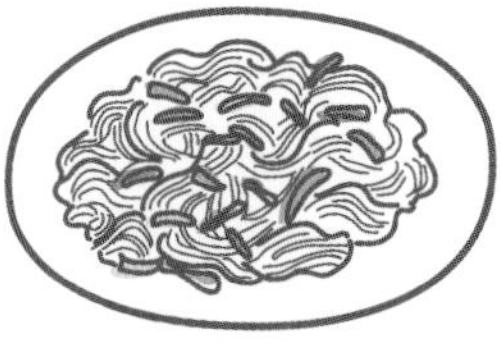

ビーフン

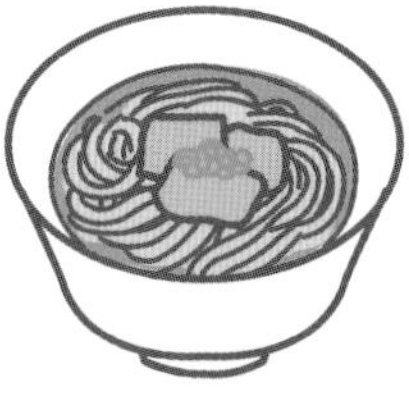

うどん

ポテトチップス

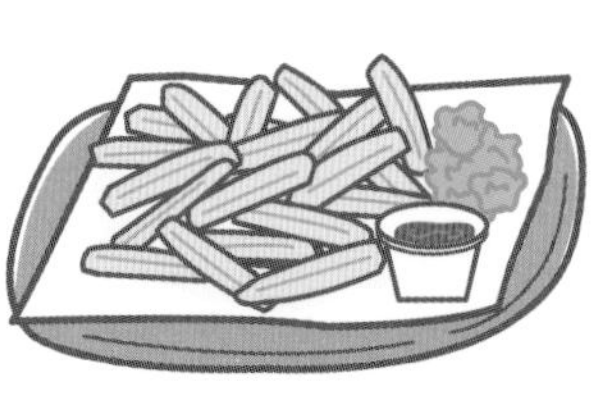

フライドポテト

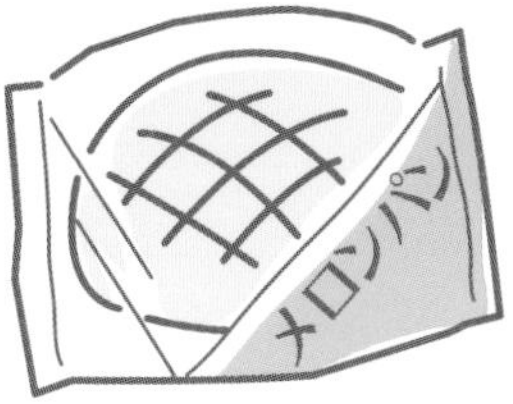

メロンパン

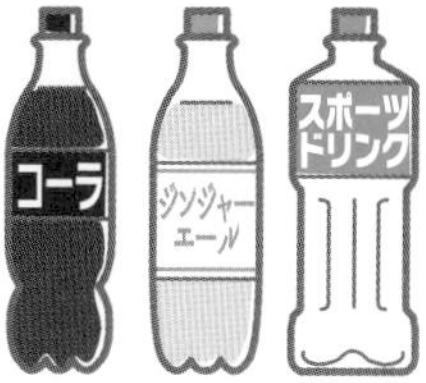

清涼飲料水

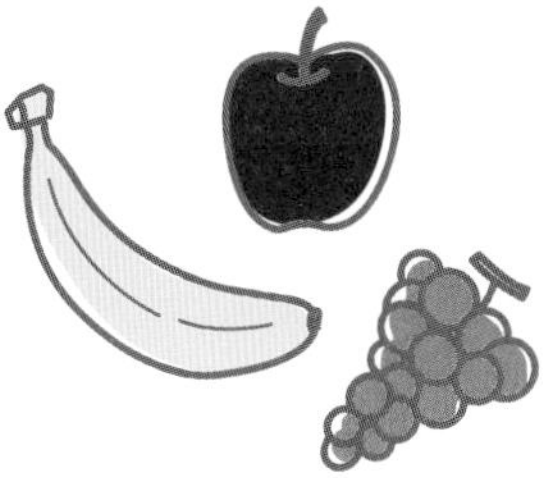

甘いフルーツ

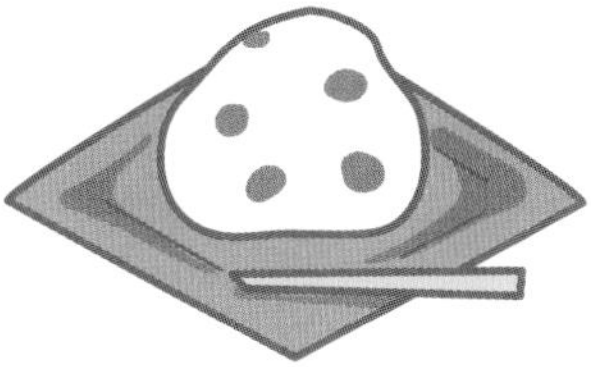

大福

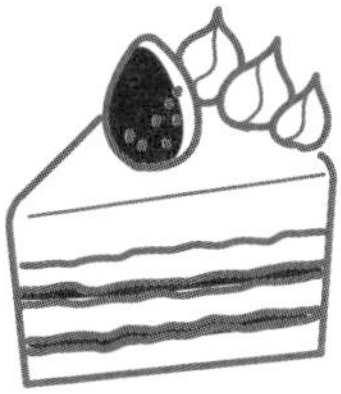

ケーキ

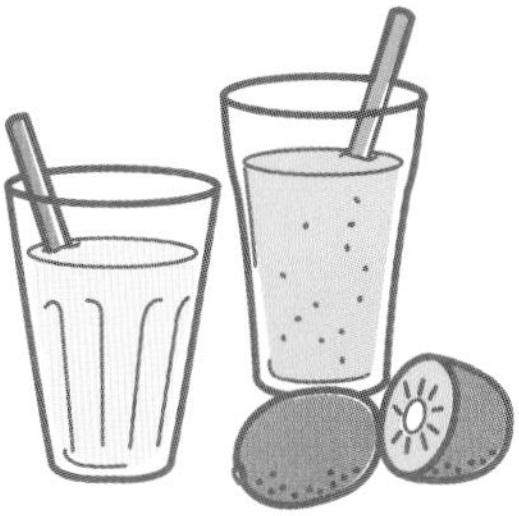

スムージー

タバコは絶対にNG!

タバコには血管を傷める有害物質がたくさん含まれている。血糖値を下げたければ、絶対にNG!

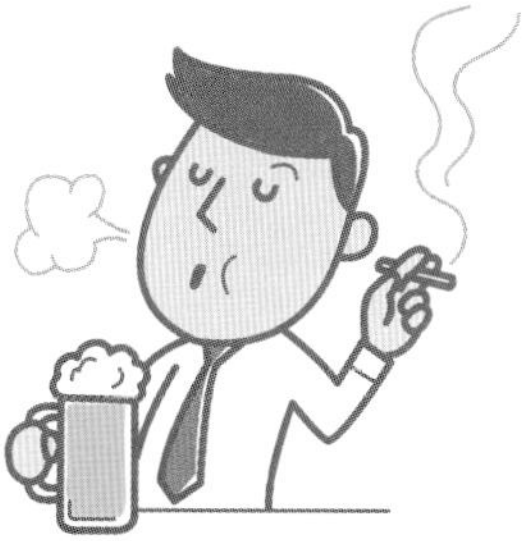

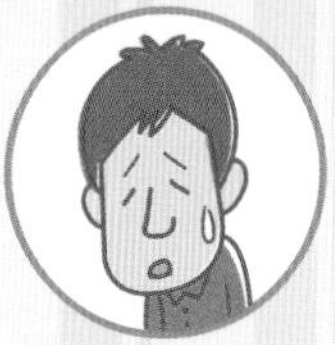

野菜の持つ食物繊維は糖質の吸収をゆっくりにしてくれる

よく野菜は体にいい、といわれます。それはなぜでしょうか。

もちろん、野菜が持つビタミンや栄養素、ポリフェノールなどは健康の維持に役立ちます。しかし、それだけではありません。**野菜が豊富に持つ食物繊維が、血糖値コントロールに大いに貢献しているのです。**

食物繊維は栄養ではありません。体内に取り込まれることもありません。食事として取り込まれた食物繊維は、小腸の中で消化されずにぐずぐずと居座ります。このときに腸にある突起の間に残った脂肪や食べかすを絡め取ってくれるのです。つまり、腸の掃除人なのです。

また、後からやってきた糖質が小腸の突起から吸収されるのを邪魔します。**こうして糖質の吸収をスローダウンさせることによって、血糖値上昇を抑えてくれるのです。**

このように考えると、野菜を先に食べるほうがいいことがわかりますね。

野菜を先に食べると食後血糖値が上がらない

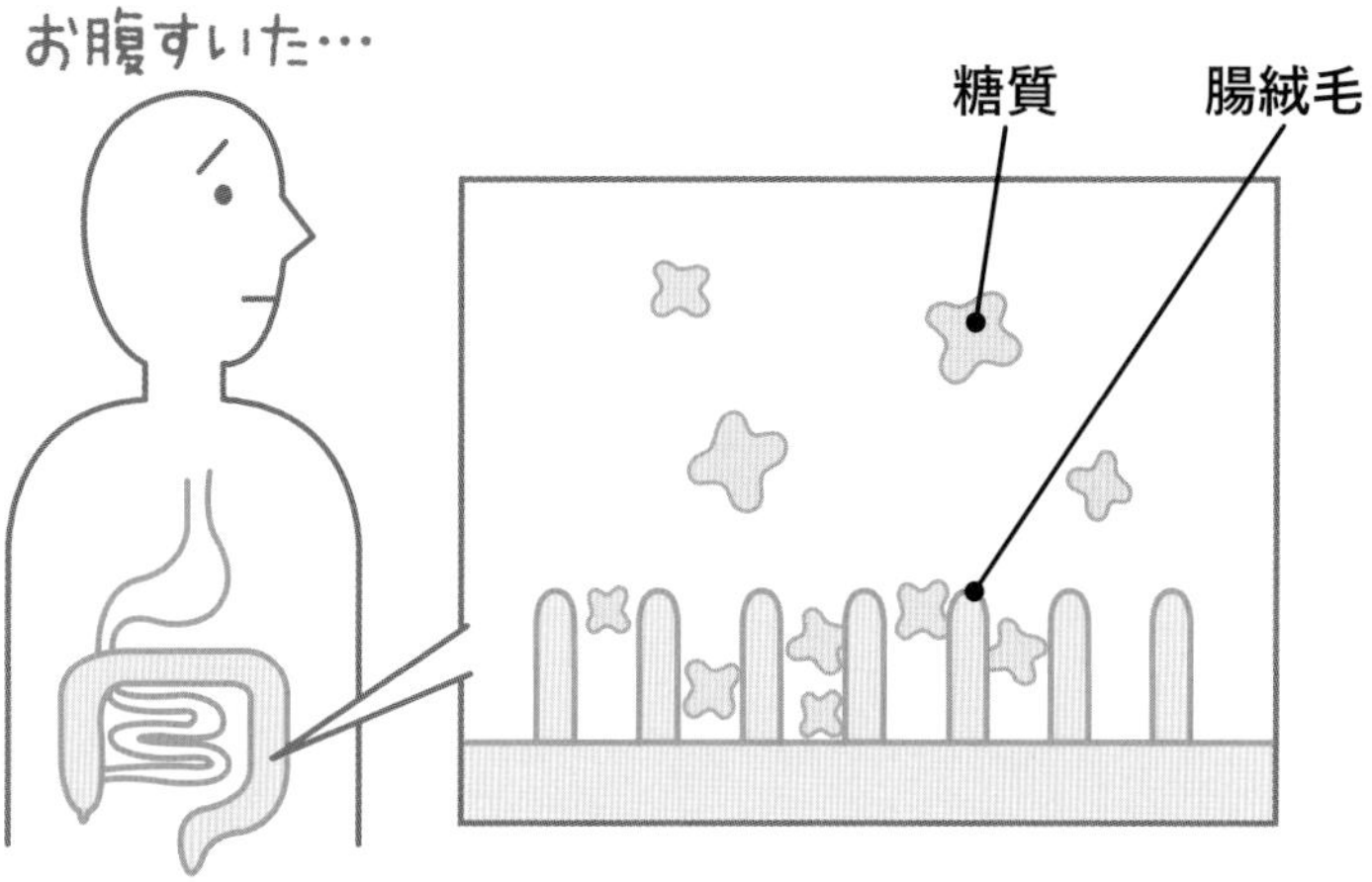

空きっ腹に糖質を取ると、どんどん吸収される

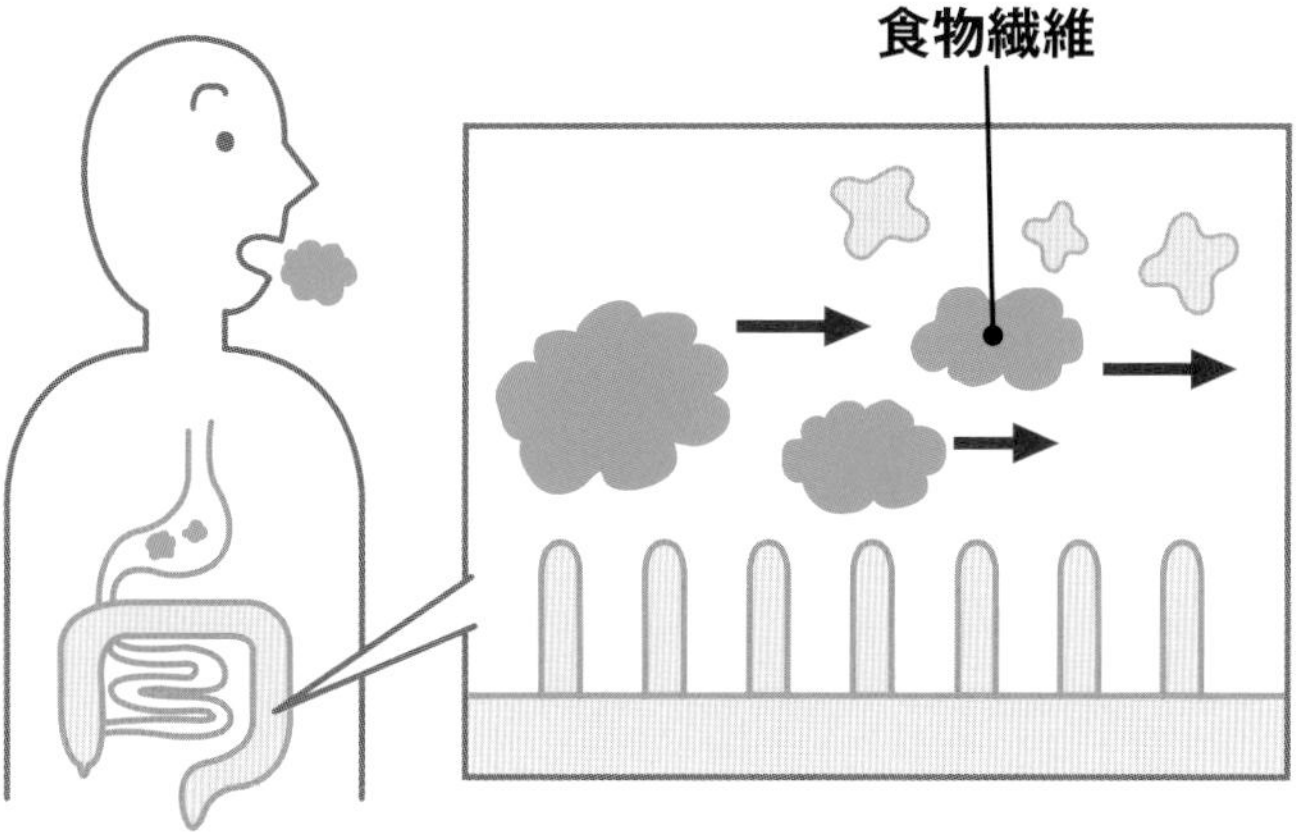

先に食物繊維を取ると、糖質の吸収を邪魔する

肉と魚をたっぷり食べて血糖値の上がらない体を作ろう

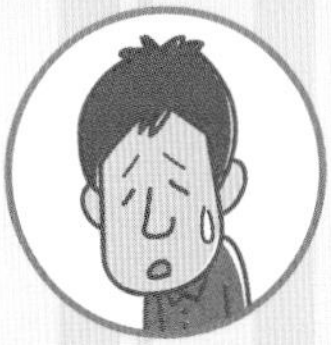

かつては、女性は活動量が少ないから肉を食べる必要はないとか、年を取ってから肉を食べると血管が詰まる、などといわれました。

しかし、近代医学では、肉をたくさん食べたほうがいいという説が定着しています。

肉、魚、卵などのたんぱく質は体のパーツを作る重要な栄養素です。特に筋肉の素材になることはよく知られています。

筋肉は肝臓とならんで、すぐに使わない糖質を取り込む貯蔵室です。十分な筋肉がないと糖質を取り込めず、血液中に糖が漂うことになります。

また、筋肉が発達していると新陳代謝がよくなり、エネルギーの消費が多くなります。その結果、血糖値が低く保たれるのです。

私は1日に60グラムのたんぱく質を取ることを推奨しています。

たんぱく質60gの取り方

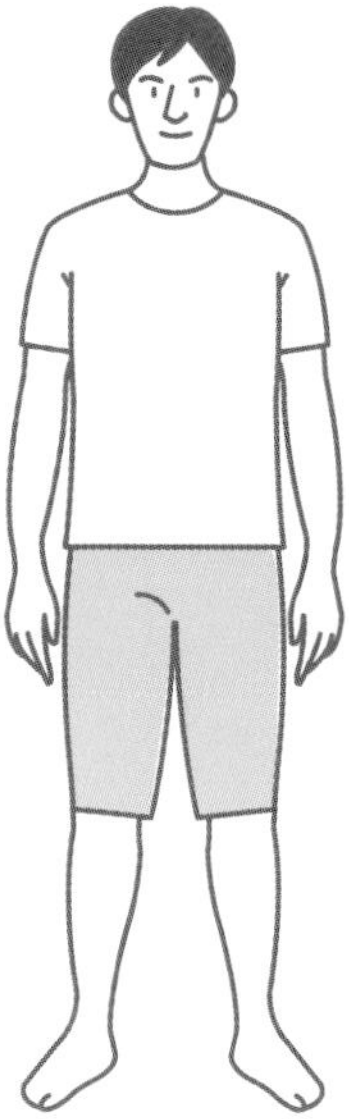

体重60kgの人に必要なたんぱく質＝60g

肉100gに含まれるたんぱく質……20g
卵1個に含まれるたんぱく質……10g
豆腐1丁に含まれるたんぱく質……20g

60gのたんぱく質を取るには…

①肉300g

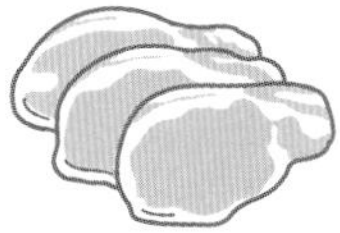

②肉200g＋卵2個

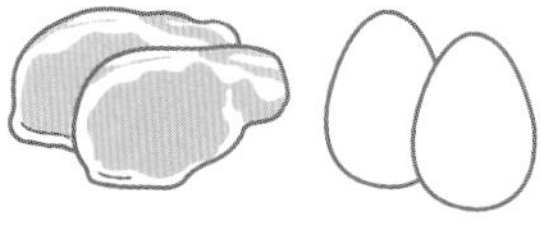

③肉150g＋卵2個＋豆腐半丁

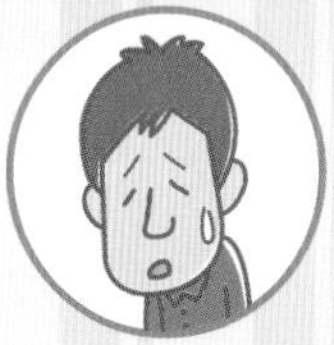

高カカオ・チョコレートは血液の酸化を防いでくれる

血液中の赤血球が糖と結びつく糖化とならんで、血管を老化させるのが酸化ストレスという現象です。活性酸素が多くなり酸化ストレスが起こるようになると、血液が錆びていきます。

植物が持つポリフェノールには酸化ストレスを抑える力があります。それを抗酸化作用と呼びます。

ポリフェノールといえば、赤ワインが思い浮かびますが、そのほかにも優秀な食材がたくさんあります。ブルーベリーのアントシアニン、しょうがのショウガオール、アスパラガスのルチンなどは、その代表です。

近年、注目を浴びているのが、カカオに含まれるカカオ・ポリフェノールです。抗酸化作用はもちろん、血糖値や血圧を下げる効果が認められています。カカオ・ポリフェノールの力を利用するには、**カカオが70%以上含まれる高カカオ・チョコレートがおすすめです。**食前に1枚ずつ食べるといいでしょう。

カカオ・ポリフェノールの働き

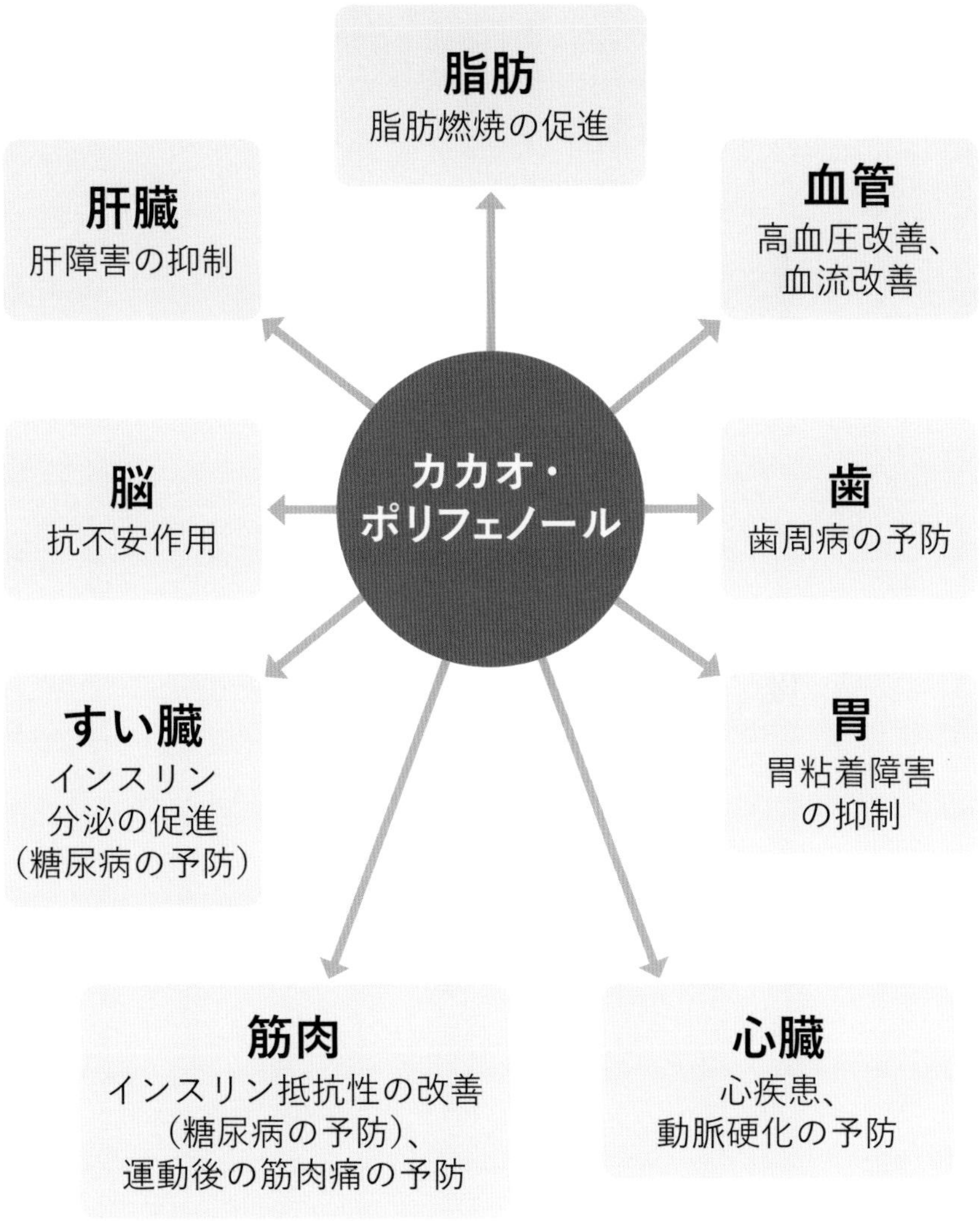

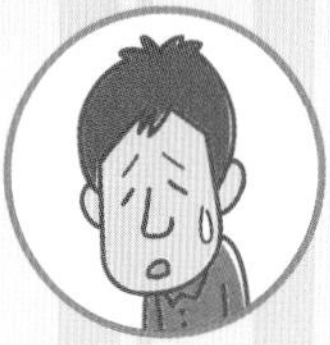

コンビニランチのお供に緑茶を。食前にひと口飲むのがコツ

カカオ・ポリフェノールとならんで優秀なポリフェノールが、緑茶に含まれるカテキンです。

食事のときに緑茶を飲むと、糖の吸収をゆっくりにする働きがあることがわかっています。この効果によって食後血糖値の上昇を抑えることができます。**カテキンの効果を最大限に生かすためには、食前に緑茶を飲むことです。**コンビニのランチを食べるときは、必ず緑茶を買って、まずひと口飲むとよいでしょう。

よりカテキンを多く取るには、茶葉を直接、食べる方法もおすすめです。フードプロセッサーで粉末にして、ふりかけにするのが簡単です。また、揚げものの衣に混ぜるという方法もあります。

カテキンには脂肪の燃焼、高血圧の改善、抗酸化作用などの効果も期待できます。清涼飲料水を飲んでいる人は、今日から緑茶にしましょう。

緑茶のカテキンの素晴らしい効能

緑茶の効能

- 食後血糖値の上昇を抑える
- 脂肪の燃焼を促す
- コレステロール値を抑える
- 活性酸素を減らす
- 血圧を下げる
- 免疫力を上げる
- 体の老化を抑える

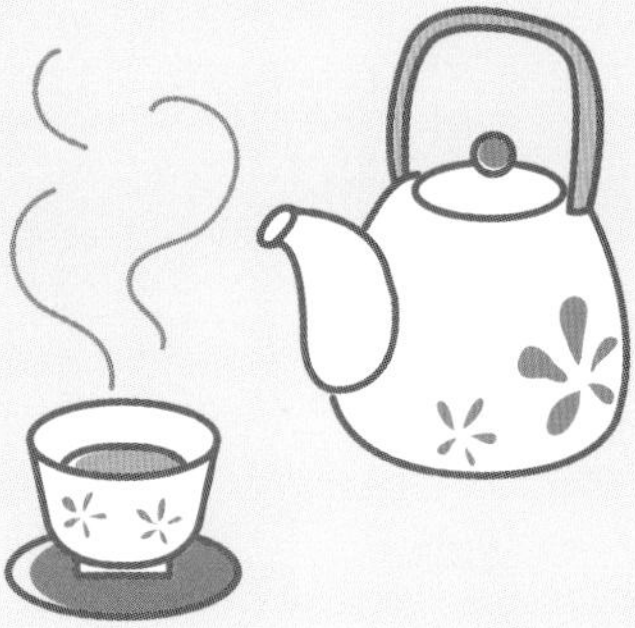

ワンポイントアドバイス

・食前に飲む
・緑茶うがいで喉のウイルスを撃退
・1日1Lくらい飲むとよい
・茶葉をフードプロセッサーにかけて料理に利用する

コーヒーも血糖値を下げる

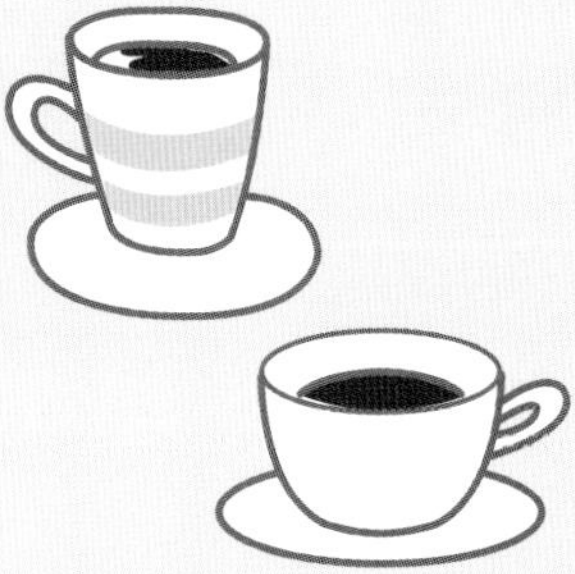

緑茶と同様にコーヒーにも血糖値を下げる働きがあります。食後に入った喫茶店で緑茶がなければ、コーヒーがおすすめです。ブラックで大人らしく味わいましょう。

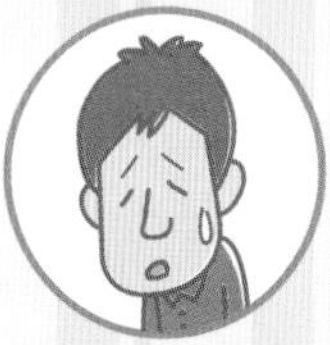

食事の最初に大さじ1杯のお酢を。糖の吸収を遅らせ、内臓脂肪も減少

食品メーカーのミツカンは、大さじ1杯のお酢を取ると、糖質の吸収がゆっくりになるという研究結果を発表しています。

また、お酢が持つ酸っぱい香りの成分が、唾液の分泌を促進することもわかっています。唾液には消化作用と殺菌作用があります。食物をしっかりと消化し、口の中をきれいにする働きが期待できます。

これらお酢のよい効果を引き出すためには、食前に取るのがいいでしょう。酢のものやピクルス、お酢を加えた水などがおすすめです。

ミツカンは、お酢に含まれる酢酸が内臓脂肪を減らすという実験も報告しています。

毎日、大さじ1杯のお酢を12週間取り続けたところ、内臓脂肪の数値が約5%下がったというのです。そのほか、抗酸化作用、カルシウムの吸収、高血圧の改善も期待できるとしています。

食事のときにお酢を取ると血糖値が下がった

血糖値の変化

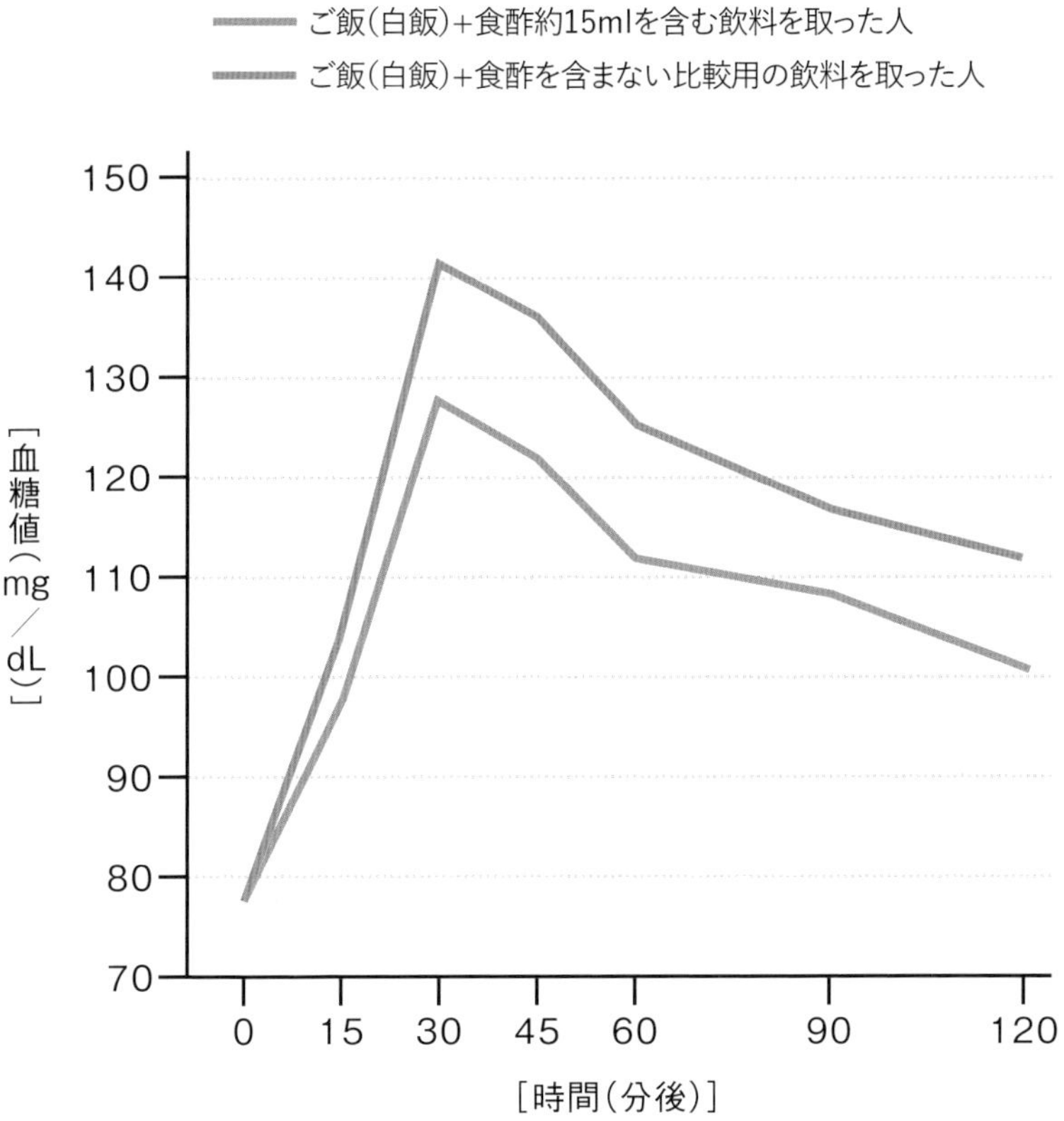

食事のときにお酢を混ぜた飲料を飲んだ人は、明らかに食後血糖値が下がっている。酢のものなどを副菜にするのがよい。

出典:ミツカンHP(日本臨床栄養学会誌より作成)

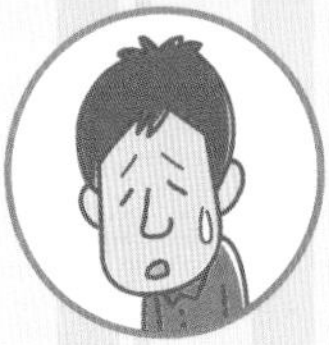

適量のお酒は、むしろよい効果に。蒸留酒を少量がおすすめ

お酒は肝臓に悪い、と長年いわれ続けてきました。確かに、大量のお酒を毎日、飲み続ければ肝臓を悪くしてしまいます。

しかし、適量を守っていれば、かえって健康によいことが認められてきています。

その理由は明快です。お酒に含まれるアルコールは肝臓で無害な物質に分解されます。そのときに、肝臓に蓄えられていた糖質を使うのです。**つまり、運動したのと同じ効果が得られるというわけです。**

注意が必要なのは、フルーツの果汁や甘いシロップが入った酎ハイ系のお酒です。糖質がたっぷりと含まれるうえに、使用しているアルコールの質も低いことが多いのです。

また、蒸留酒には一切、糖質が含まれていません。**健康的にお酒を楽しむなら、焼酎、ウイスキーなどを大人らしく少量、楽しむのがいいでしょう。**

賢く飲めば、酒は百薬の長

日本酒・ビール・ワインに含まれる糖質量

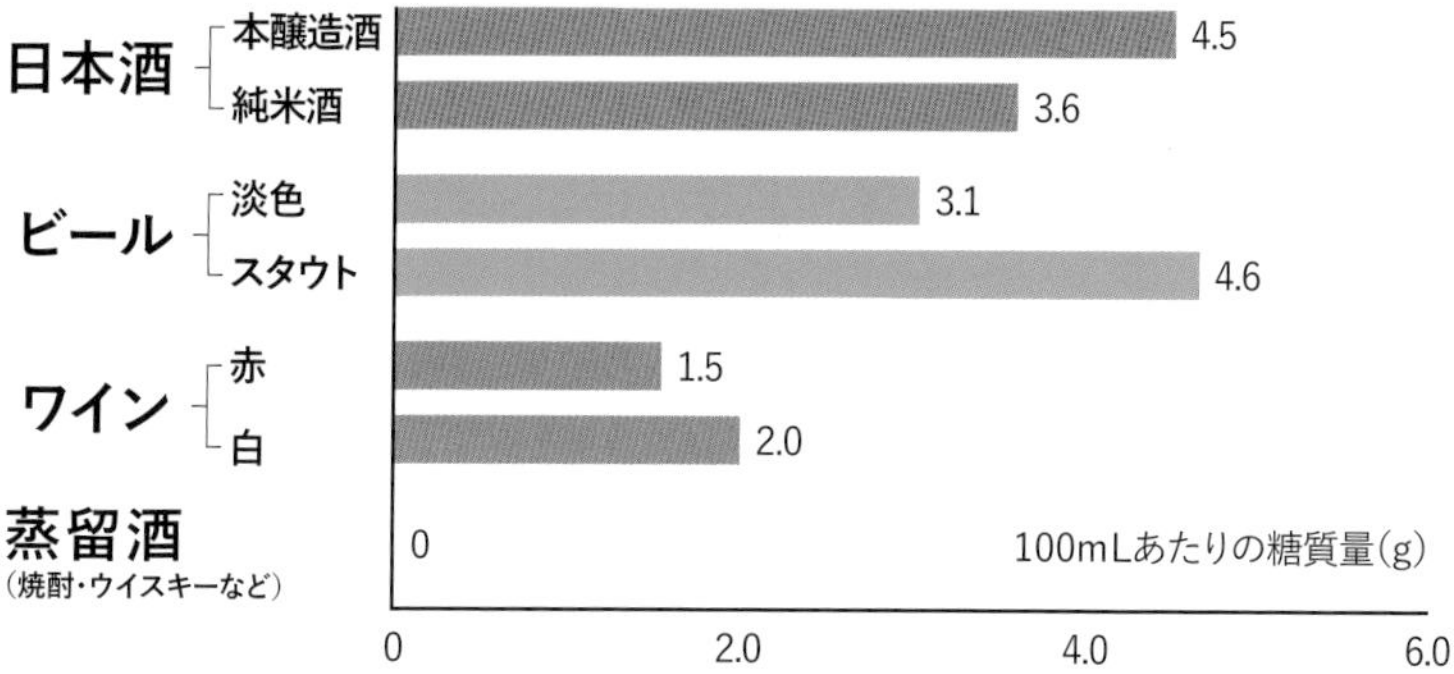

出典：『日本食品標準成分表2015年版（七訂）』をもとに
炭水化物の総量から食物繊維を引いて糖質量を算出

家での賢い飲み方３箇条

❶糖質ゼロの蒸留酒がよい

焼酎、ウイスキー、ジン、ウォッカなどの蒸留酒は糖質がまったくなし。ビールや日本酒の糖質ゼロもおすすめ。

❷適量を守って飲む

純アルコール40gの目安は次の通り。

- ワイン　グラス３杯
- ビール　中ジョッキ２杯
- ウイスキー　ダブル２杯
- 日本酒　２合
- ビール　中ジョッキ１杯＋日本酒１合

❸ゆっくり飲む

アルコールも糖質と同じで、一気に飲むと肝臓に負担がかかる。少しずつゆっくりと飲むのがよい。

血糖値を下げる

居酒屋での賢い飲み方 5箇条

1	ポテトサラダとフライドポテトはやめる
2	たんぱく質と野菜の多いつまみを食べる
3	酒は適量を守る
4	早めに切り上げる
5	しめのラーメンはやめる

賢いつまみの頼み方

とりあえずのつまみは食物繊維やお酢を使ったものがベスト。

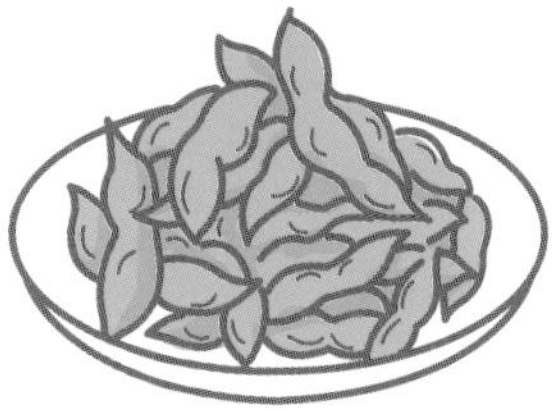
えだまめ

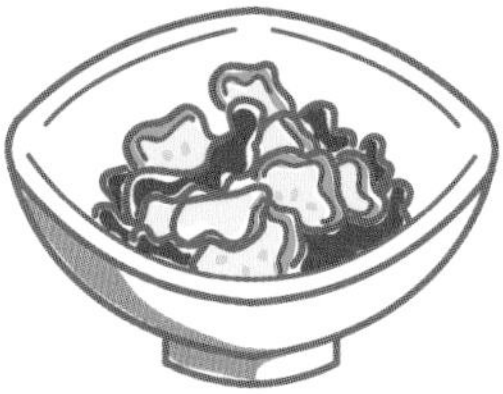
酢のもの

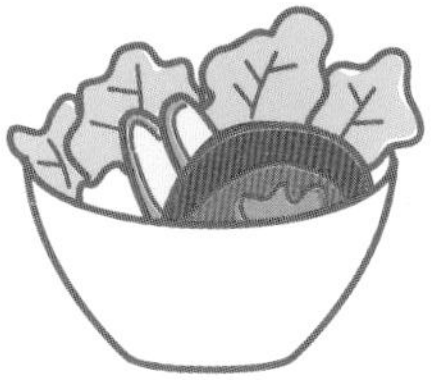
サラダ

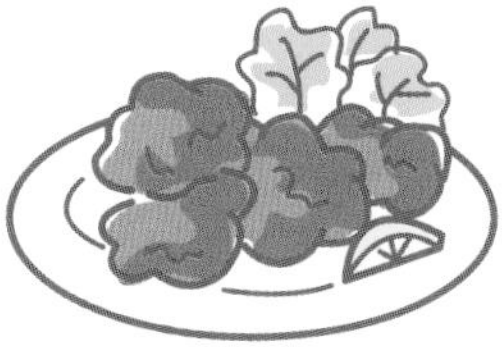
鶏の唐揚げ

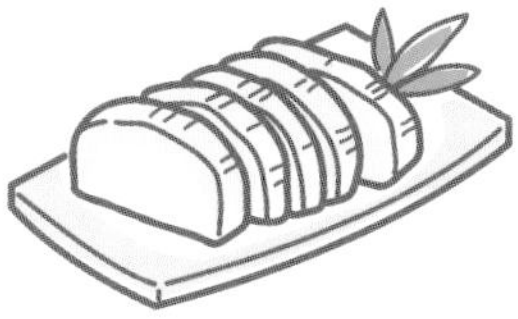
おしんこ

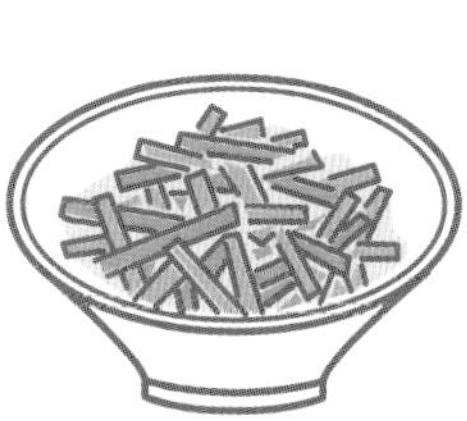
きんぴらごぼう

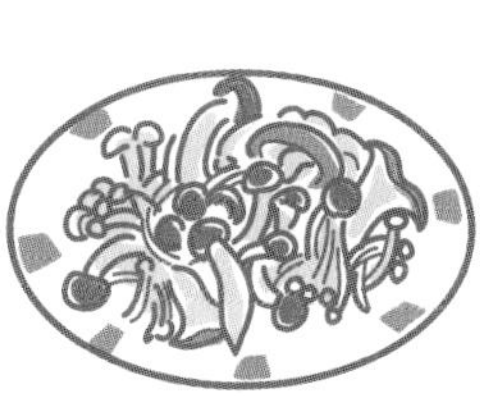
きのこ炒め

ビール
中ジョッキ

つまみとお酒

たんぱく質中心の
メニューがよい。

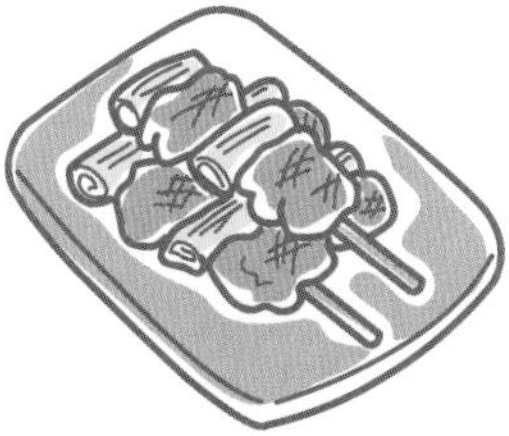

焼き鳥

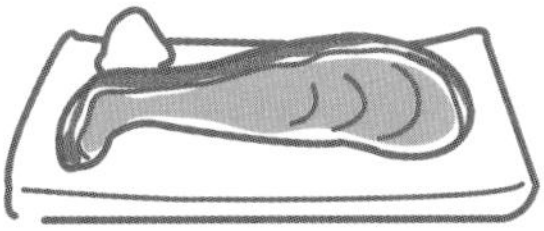

焼き魚

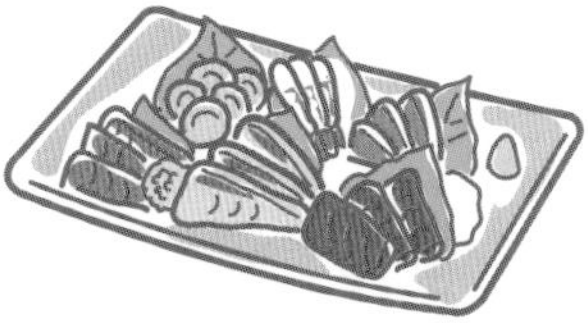

刺身盛り合わせ

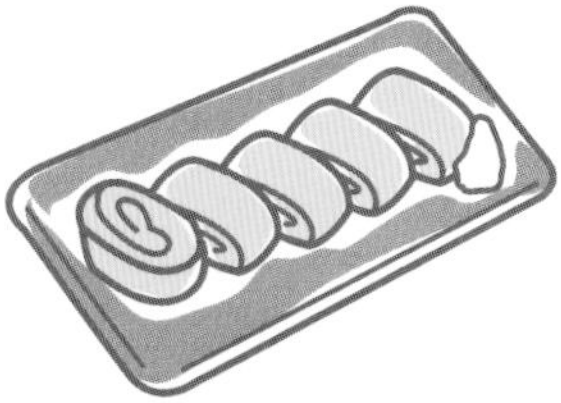

卵焼き

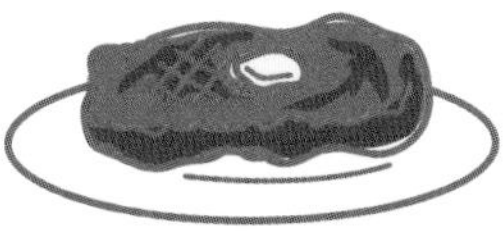

ステーキ

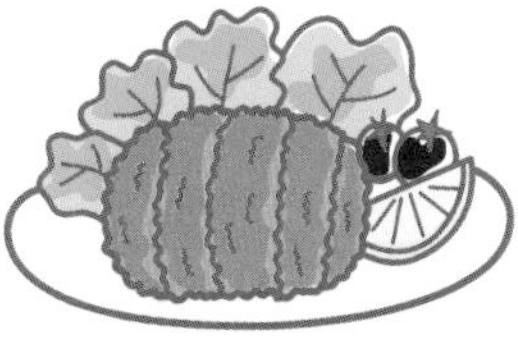

とんかつ

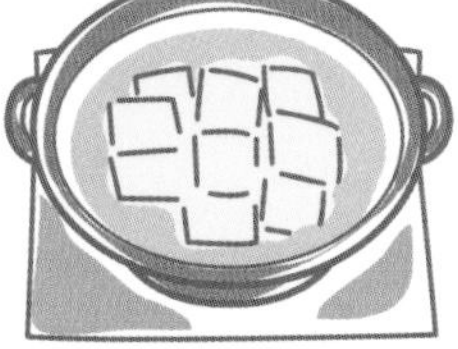

湯豆腐

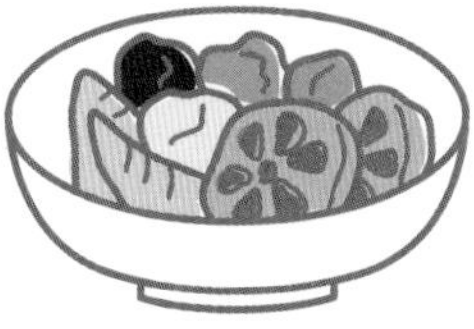

煮もの

芋焼酎
赤ワイン

しめ

**最後に軽くご飯を食べてしめる。
午後8時くらいには切り上げよう。**

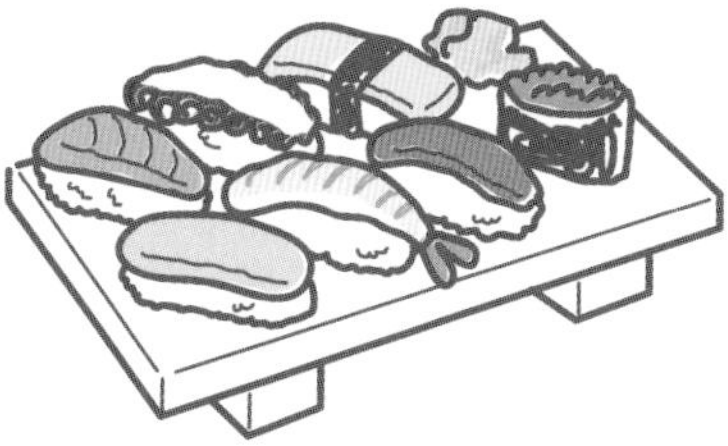

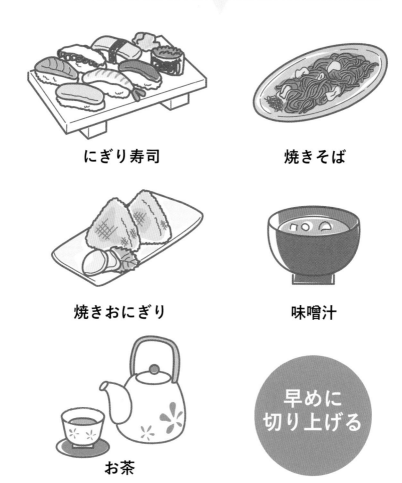

にぎり寿司

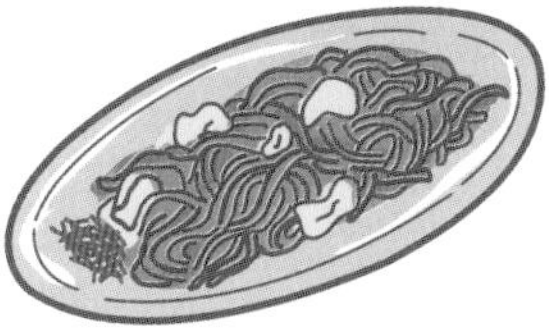

焼きそば

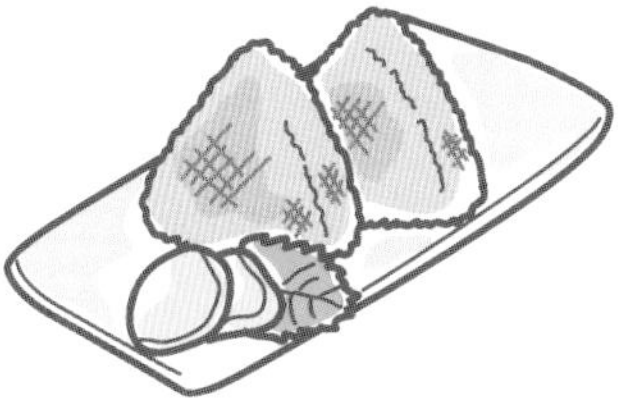

焼きおにぎり

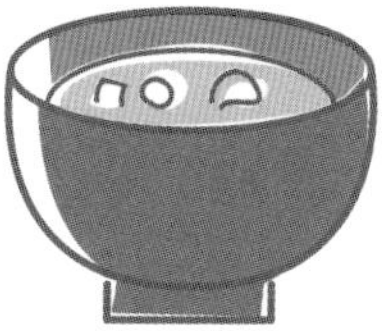

味噌汁

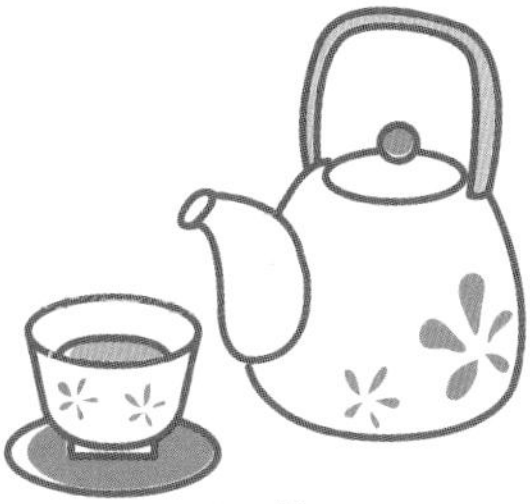

お茶

**早めに
切り上げる**

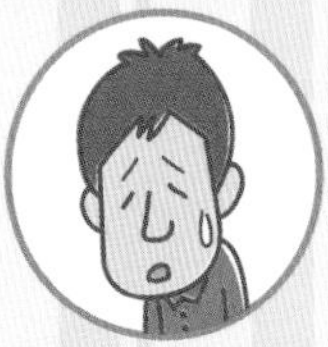

外食チェーンでは栄養成分表示をチェックしよう

糖質をちょいオフするときにハードルとなるのが外食です。外食は糖質ばかりでなく、塩分や甘みも強くなっています。そのほうが多くの人がおいしく感じるからです。おいしいものを提供して、またお客さんに来てもらう。それがビジネスというものです。

しかし、近年の健康志向を受けて、外食チェーンも栄養成分を公開するようになりました。これを事前にチェックしておけば、逆に糖質を少なめにすることができるのです。

たとえば、デニーズの朝食メニューの「自家製フレンチトースト」の糖質は70・7グラムですが、「選べるサラダモーニング　生ハムサラダ」は、たったの2・6グラムです。

この差は大きいですね。

このような情報公開をしている店を選ぶのも賢い選択です。

外食チェーンの栄養情報をうまく使う

デニーズのメニューの糖質量(g)

糖質が多い	
パンケーキセット　ヨーグルト付き	71.8
自家製フレンチトースト	70.7
ミートスパゲッティ	74.9
讃岐うどんとミニローストビーフ丼	135.1
山盛りフライドポテト	68.7

糖質が少ない	
国産豚ロースのグリル　おろしソース	15.9
ローストビーフとアボカドのパワーサラダ	5.9
BEEFハンバーグステーキ　約100g	11.0
スクランブルエッグモーニング	4.6
選べるサラダモーニング　生ハムサラダ	2.6

出典：デニーズHP https://www.dennys.jp/safety/pdf/nutritive_value_A.pdf0922

早食いは血糖値を上げる。30回ゆっくりと噛んで食べよう!

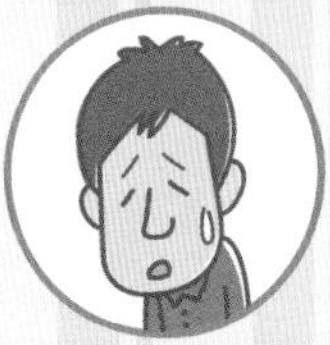

同じ献立の食事をしていても、血糖値が高くなる人とならない人がいます。何が明暗を分けるのでしょうか。

血糖値が高くなるのは、早食いの人です。

特に腹ペコの状態でご飯を早食いすると、急激に血糖値が上がります。その意味でも麺類はよくありません。ツルツルと喉ごしがよく、どうしても早食いになってしまいます。

逆に血糖値が上がらないのは、ゆっくりとよく噛んで食べる人です。時間がかかるために吸収が遅くなるばかりでなく、唾液がたくさん出て口の中を衛生的にしてくれます。

また、噛むたびに血液が脳に送られることも、最近の研究でわかってきました。脳にフレッシュな血液が送られれば、認知症予防にもなります。

私の推奨は、30回ずつ噛むことです。

早食いの人は糖尿病になるリスクが高い

よく噛んで食べると食後血糖値が下がった（京都大学）

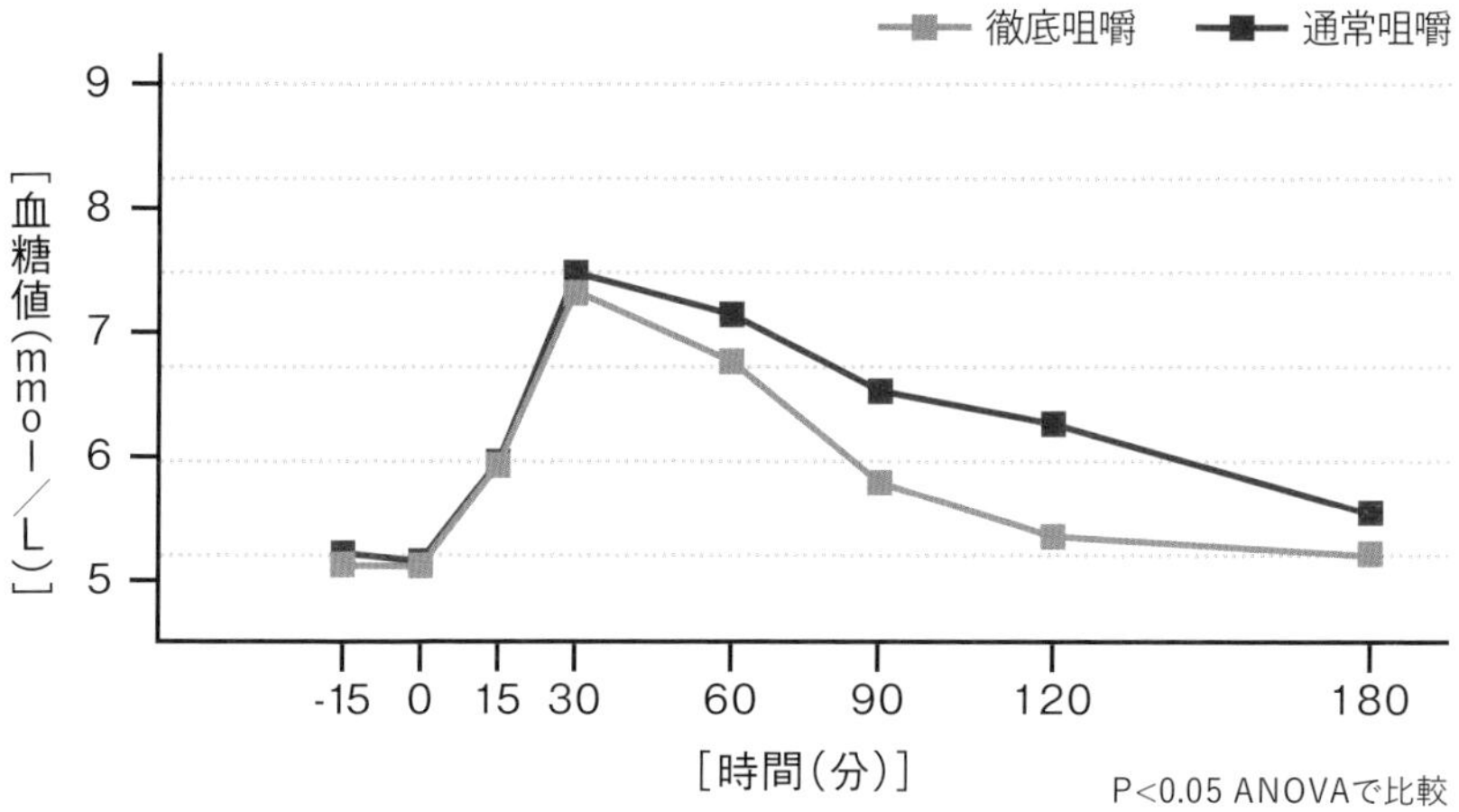

P<0.05 ANOVAで比較

健常者16名を2つのグループに分け、ご飯100gとハンバーグ230gを食べてもらった。ひとつのグループはひと口につき10回噛む（通常咀嚼）、もうひとつのグループは30回噛む（徹底咀嚼）。徹底咀嚼したグループは、血糖値の下がり方が明らかに早かった。

出典：京都大学医学部研究科臨床疫学、糖尿病・栄養内科資料

メタボリックシンドロームを発症した人の割合（広島大学）

早食いの習慣がある
11.6%

ゆっくり食べる
2.3%

普通の人
6.5%

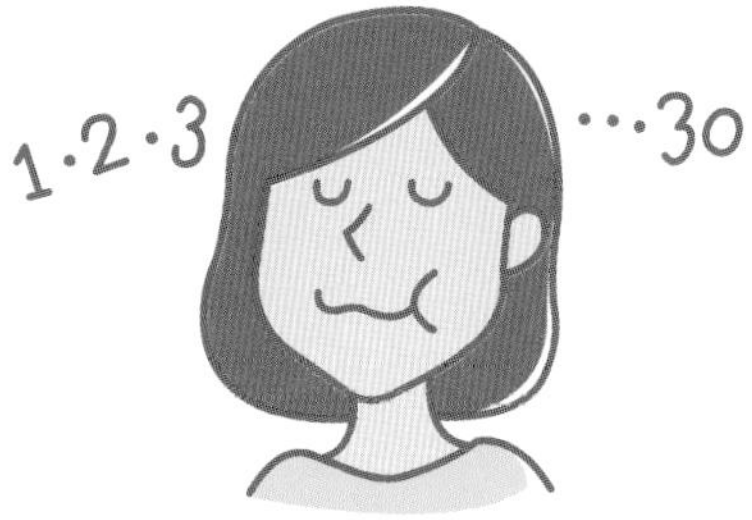

※642人の健常者を5年間追跡調査

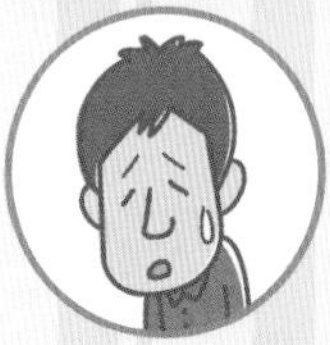

間食したい欲望を抑えこむのは ストレスが溜まり逆効果

ランチをしっかり食べていても、午後3時になると口寂しくなるという人が多いようです。

本来であれば、ちょうどランチを食べて上昇した血糖値が下がった時間ですから、おやつを食べるのはよくありませんが、我慢をしてストレスを感じるのはもっとよくありません。

食べても大丈夫なおやつを考えてみましょう。

まずは、糖質が少ないもの。その代表がナッツです。塩分が少ないナッツを選べばベストです。

ビーフジャーキーは噛みごたえがあり、少量でも満足感を得られます。もちろん、たんぱく質ですから、栄養的にも申し分ありません。

乳製品のチーズ、ヨーグルトなどもいいですね。たんぱく質に加えてカルシウムも取ることができます。

食べていい間食、食べないほうがいい間食

食べていいもの

ビーフジャーキー
噛みごたえがあるたんぱく質

ナッツ
食物繊維が多く、
優良なミネラルを含む

チーズ
たんぱく質、ミネラルに富む

高カカオ・チョコレート
血糖値を下げる効果がある

ゆで卵
たんぱく質、ビタミンE、オメガ
3脂肪酸と優良な成分が多い

高カカオ・アイスクリーム
カカオ・ポリフェノールを
たっぷり含むアイス

こんにゃくゼリー
食物繊維が多く、
カロリーも低い

甘い間食は、すぐに血糖値が上がる

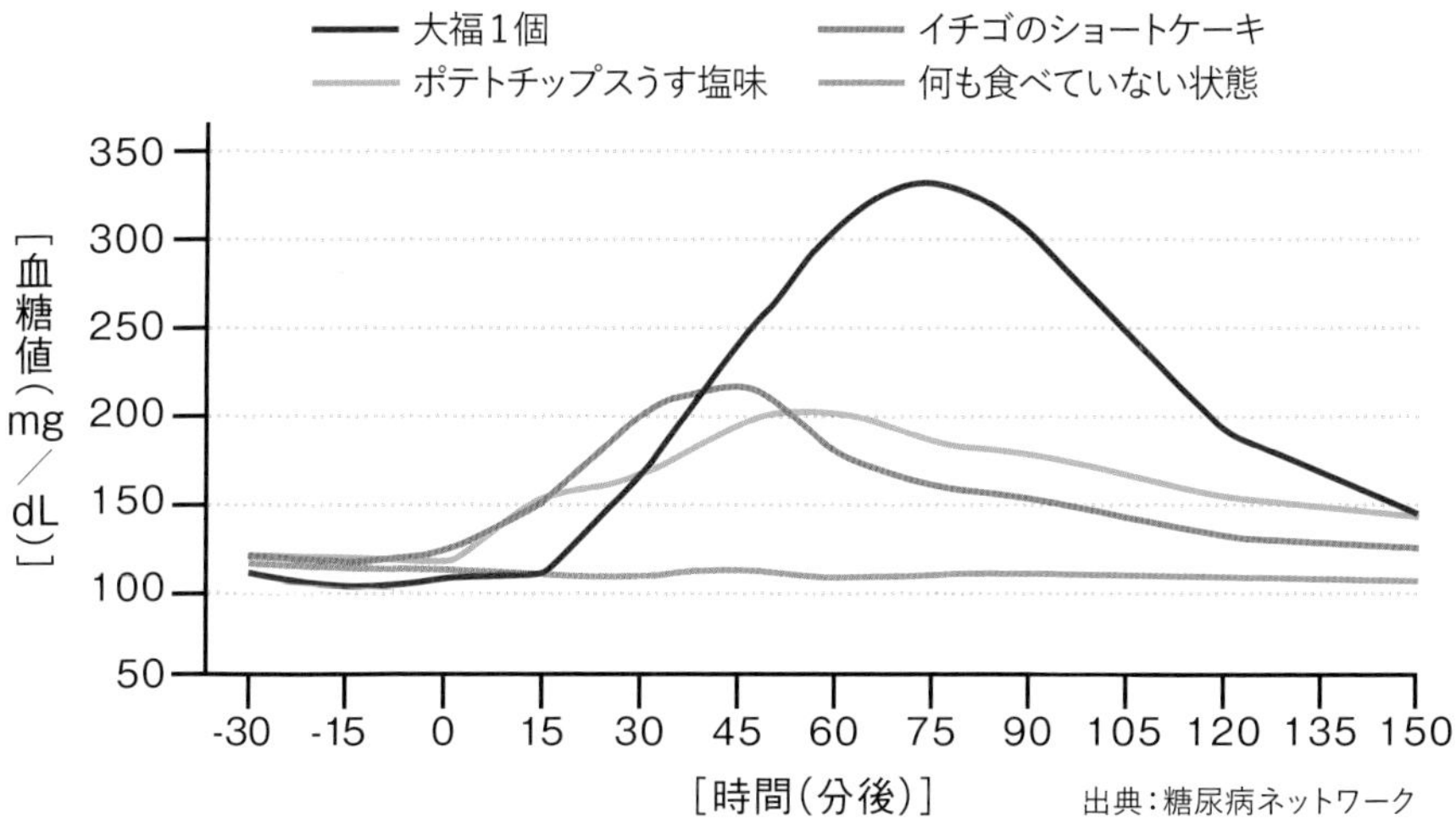

出典：糖尿病ネットワーク

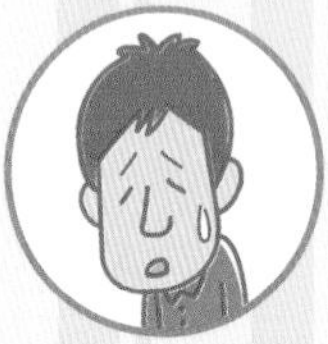

糖尿病と高血圧は悪の友。塩分を減らして血圧を低くしよう

血糖値が高くなると血管がボロボロになる、と説明しました。同様に血管にダメージを与えるのが高血圧です。糖尿病になれば血圧が高くなる。高血圧になると糖尿病になりやすい。これは真実です。

実際に糖尿病の人の40〜60％は高血圧を併発しているのです。つまり、血糖値を低く抑えるためには、血圧も低い必要があるということです。

血圧が高くなる主な要因のひとつが塩分の取り過ぎです。

血液中を流れる酵素は一定の塩分濃度でのみ働くという性質があります。そのため、塩分を取り過ぎて血液が濃くなると、水分を吸収して薄めようとします。これが、血液量が多くなることで起こるパンパン型と呼ばれる高血圧です。

塩分が少ない食事はおいしくない、と感じます。しかし、それは慣れだといいます。**少しずつ塩分を減らしていくと、薄味もおいしく感じられるものです。**

意外と簡単に減塩できる

1 食卓塩を天然塩に替える

赤いキャップの食卓塩は、ほぼ100%塩分に精製されている。その点、天然塩はマグネシウム、カリウム、カルシウムなどのミネラルが含まれ、塩分は少ない。

2 味噌、醤油は減塩タイプ

各社から味噌、醤油の減塩タイプが発売されている。かつては風味がいまひとつだったが、近年はおいしい商品が増えている。

3 醤油さしを替える

ワンプッシュごとに一滴ずつ出るもの、霧状になるものなど、醤油のかけ過ぎを防ぐアイデア商品がいろいろある。

4 ラーメン、中華系定食は控える

外食で最も塩分が多いのが、ラーメンと中華系の定食。週に1回くらいに控えたい。

5 料理にはスパイスを利かせる

炒めものや煮ものなどは、塩分が利いていないとおいしく感じない。いろいろなスパイスやハーブを使って塩分を補いたい。カレー、オレガノ、タイム、ローズマリーなどは健康にもよい。

COLUMN❷

夕食は午後8時までに終えるのがベスト

代謝を促す成長ホルモンが分泌されると、糖質が体に溜まりにくくなることがわかっています。

この成長ホルモンは、午後10時から午前2時にかけて盛んに分泌されます。ところが、成長ホルモンが分泌されるときに胃に食べものが残っていると、糖の代謝が鈍ってしまうのです。

脂肪貯蔵たんぱく質「BMAL1」の脂肪組織中の量（相対量）

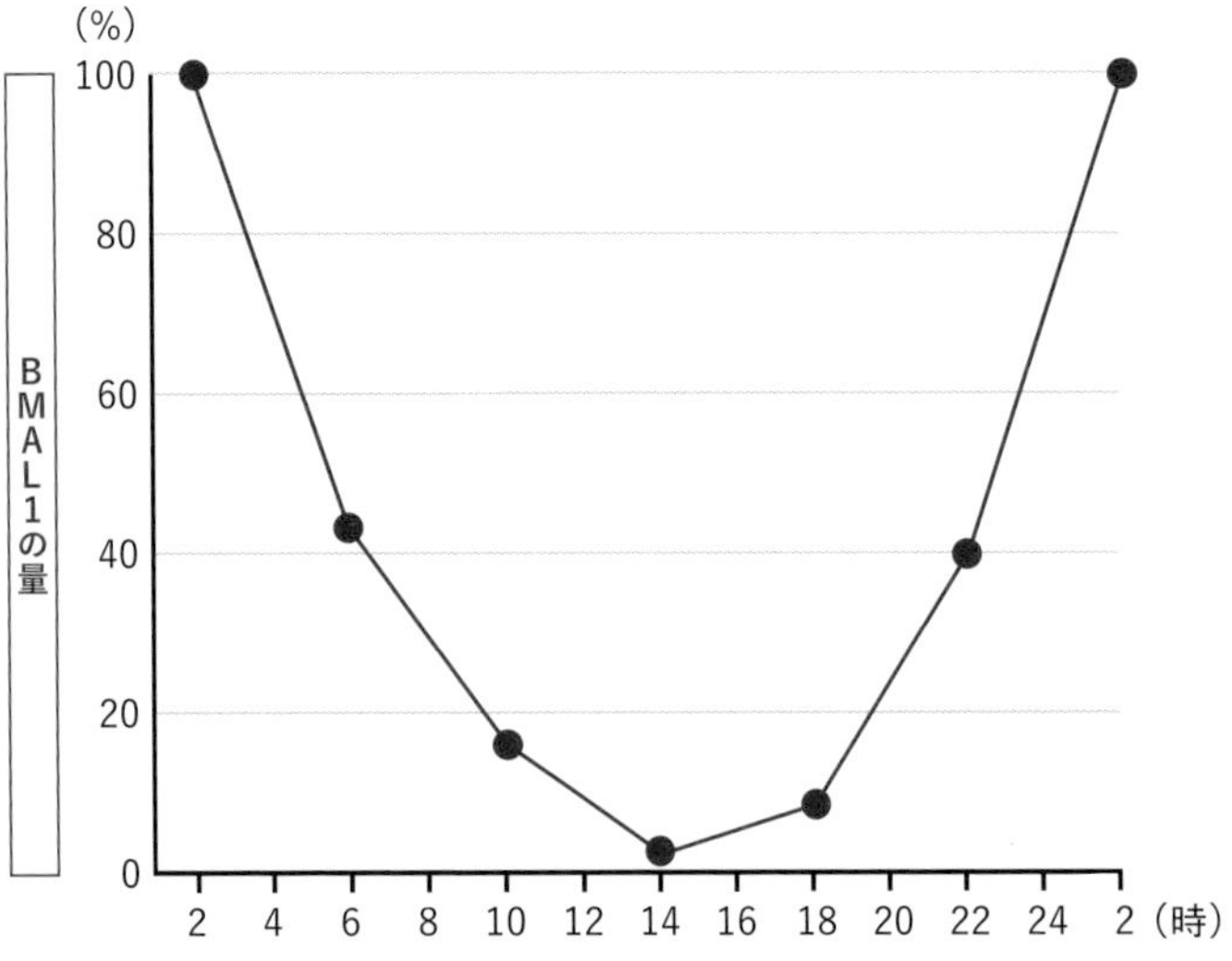

参考資料：田上記念病院HP

第3章

血糖値を上げない生活習慣のコツ

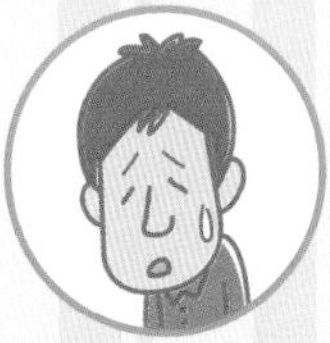

生活の中の活動量をふやして食べた糖質をきっちり使おう

「なぜ、血糖値が上がるのか」という問いへの最もシンプルな答えは、「食べた糖質より使った糖質のほうが少ないから」です。**つまり、たくさん糖質（エネルギー）を消費すれば血糖値は上がらないわけです。**

糖質を消費するためには、活動量を増やすのが一番です。よく、エスカレーターを使わずに階段を上るとよい、といいますが、とても効果がある生活習慣の改善だと思います。

クルマを使っていた買い物に自転車で行くのもいいでしょう。私の友人は、朝、散歩の習慣をつけるために犬を飼いました。美術館で1~2時間過ごすと、けっこう歩くものです。ぶらっと出かけてみてはいかがですか。

脳を働かせるのも活動量アップにつながります。楽器の練習や編みもの、パズルやゲームなどもおすすめです。

逆に、ゴロ寝をして週末を過ごすのはよくありません。

とにかく活動量を増やすのがいい

○

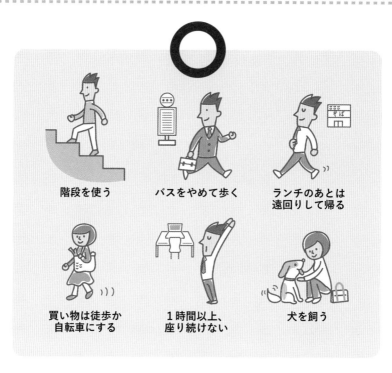

階段を使う

バスをやめて歩く

ランチのあとは
遠回りして帰る

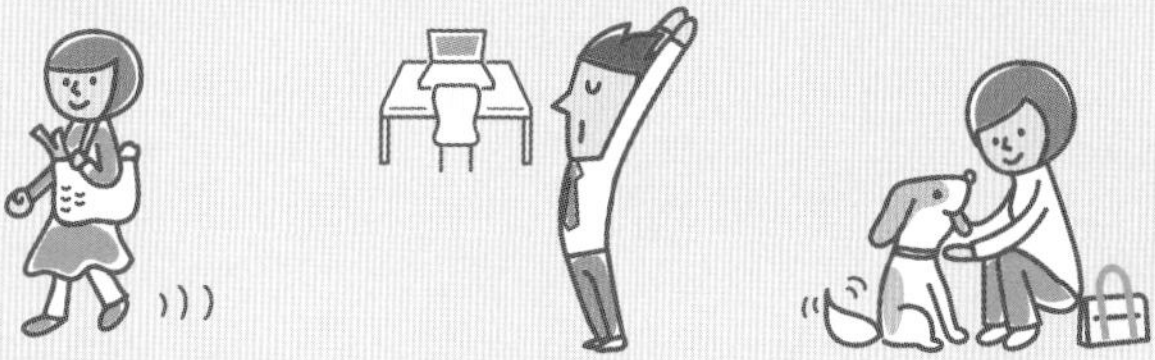

買い物は徒歩か
自転車にする

1時間以上、
座り続けない

犬を飼う

×

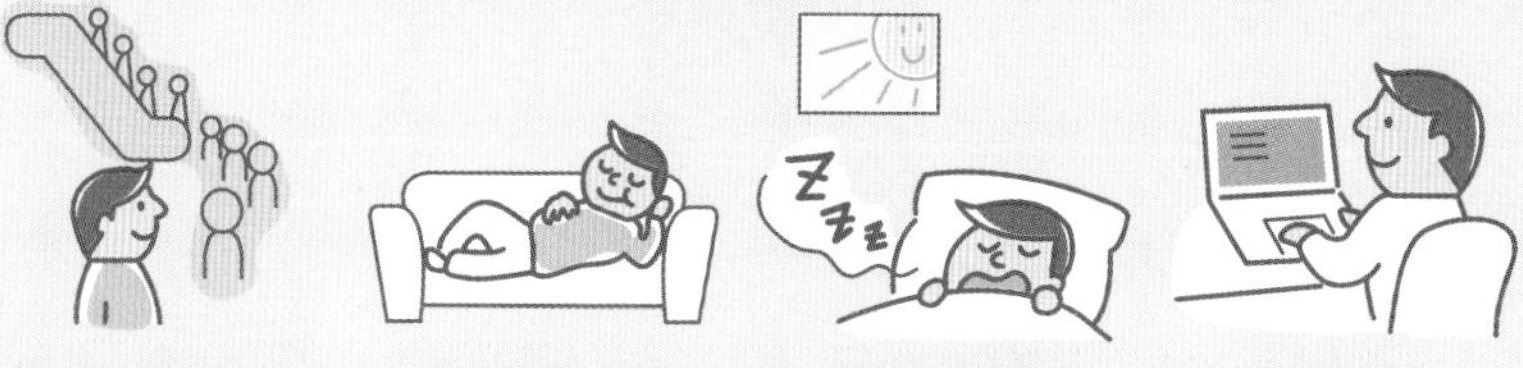

並んでもエスカ
レーターに乗る

食事のあと、
ソファでゴロ寝する

休日は昼まで
寝ている

職場で
座りっぱなし

1 片足立ち

下半身の筋肉は全体の7割近くを占める。椅子から片足で立つ運動は腰、お尻、太ももの筋肉を鍛えるのに効果的だ。また、バランス力を担う足の裏のトレーニングにもなる。

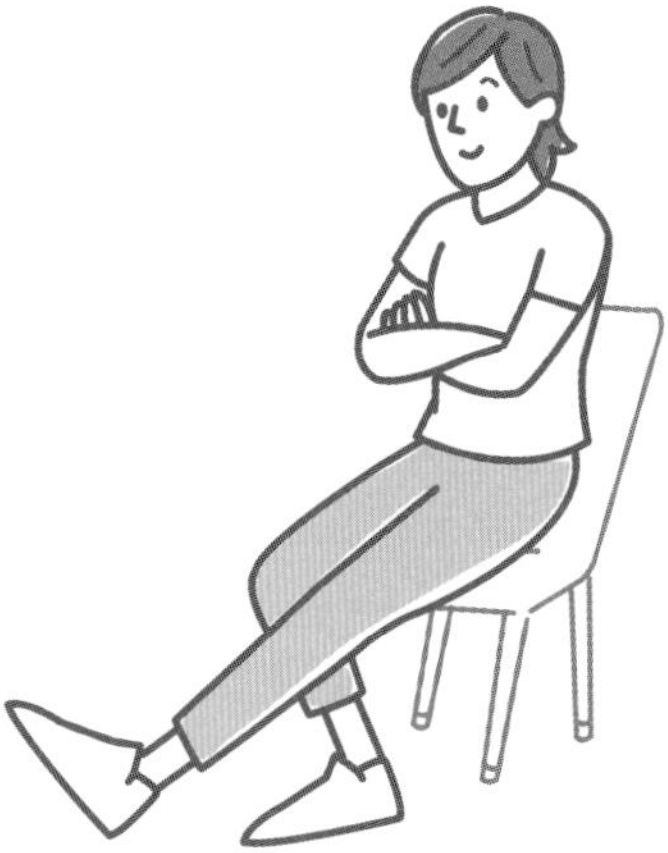

1

椅子に座り、腕は胸の前で組む。椅子の高さは40cmぐらいが理想。そして片足を上げる

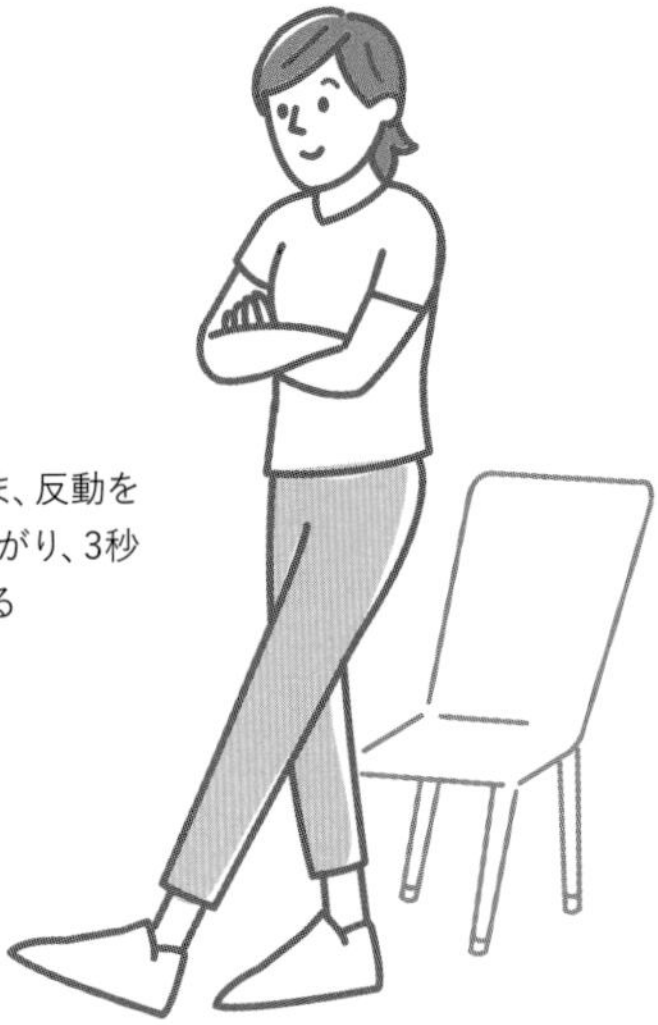

2

片足を上げたまま、反動をつけずに立ち上がり、3秒間姿勢を維持する

2 足上げトレーニング

椅子に座ったままできる筋トレ。両足をそろえて上げ、20秒キープする。太ももの前や腹筋を鍛えるのに効果がある。テレビを観ながらできるのもいい。

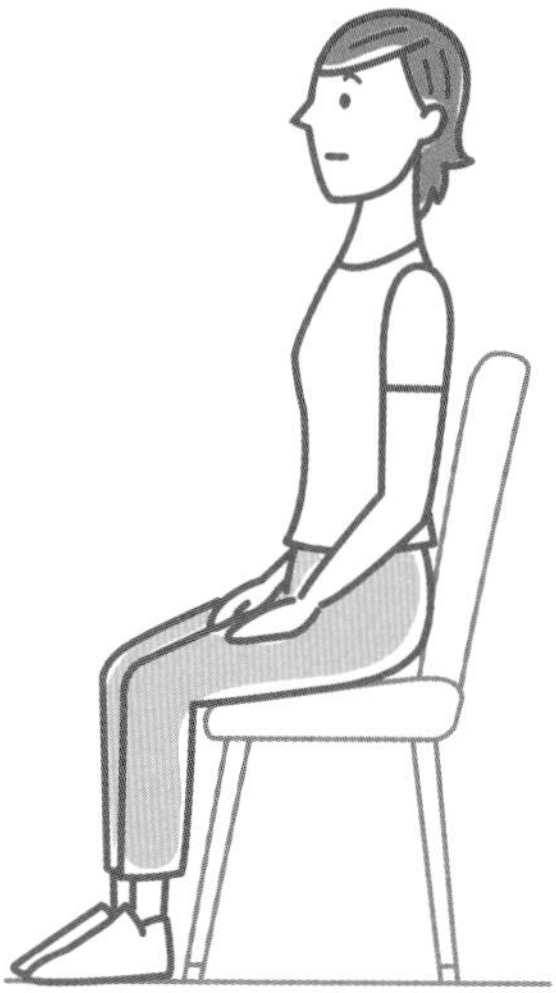

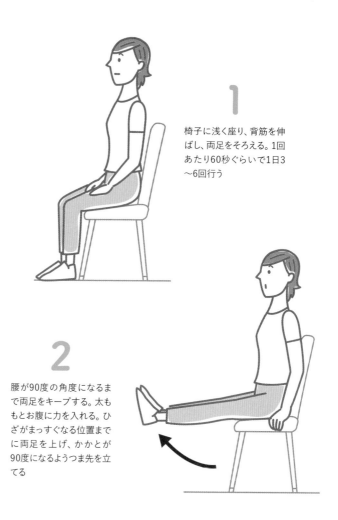

1

椅子に浅く座り、背筋を伸ばし、両足をそろえる。1回あたり60秒ぐらいで1日3〜6回行う

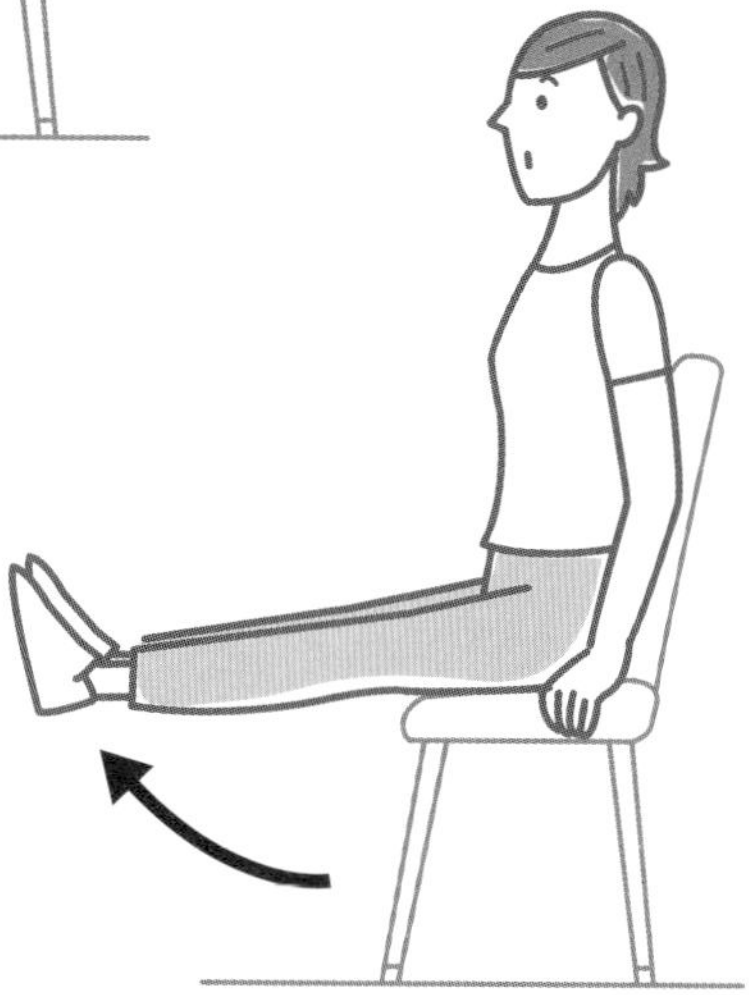

2

腰が90度の角度になるまで両足をキープする。太ももとお腹に力を入れる。ひざがまっすぐなる位置までに両足を上げ、かかとが90度になるようつま先を立てる

3 ドローイング

鼻から息を大きく吸う呼吸法。簡単なトレーニングだが、腹筋、背筋、脇腹などに負荷がかかる。また、深く呼吸をする練習にもなる。電車やバスの中や信号待ちのときなどにもできる。

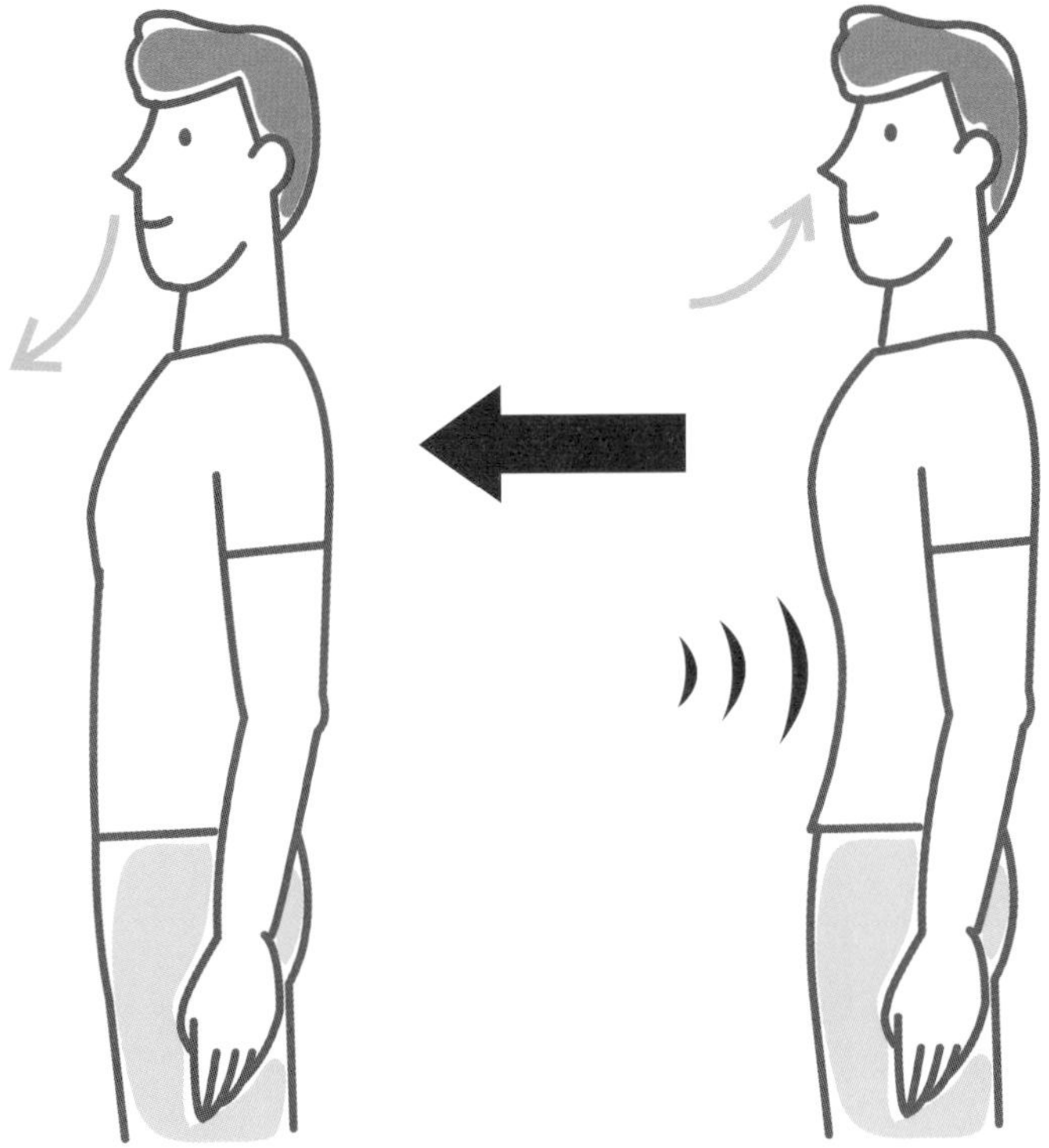

1 お腹をへこませながら息を吸う。お腹をへこませたまま15秒間キープする(息はしながらでOK)

2 息を吐きながらもとに戻す

4 スロースクワット

お尻、太もも、ふくらはぎなど下半身の大きな筋肉を効率的に鍛えることができる。5秒数えながら、ゆっくりと腰を落としていくのが大切。

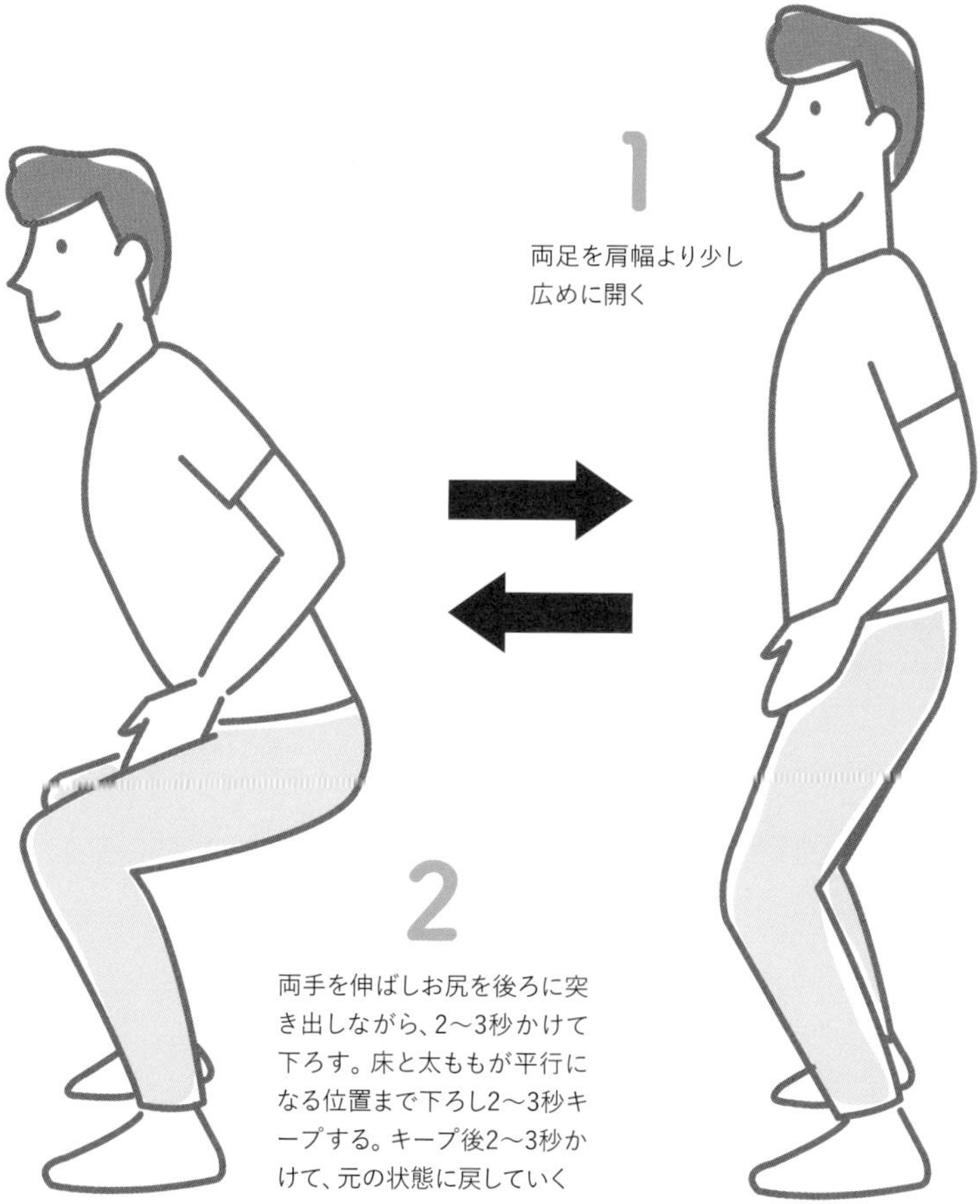
1
両足を肩幅より少し
広めに開く
2
両手を伸ばしお尻を後ろに突
き出しながら、2〜3秒かけて
下ろす。床と太ももが平行に
なる位置まで下ろし2〜3秒キ
ープする。キープ後2〜3秒か
けて、元の状態に戻していく

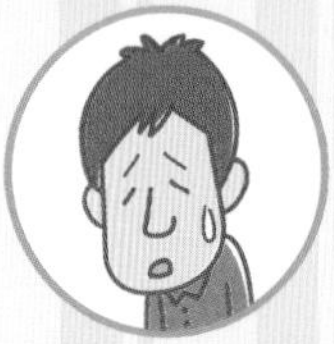

BMIが高ければ運動習慣を。有酸素運動と筋トレ両方大事

活動量を増やすためには、有酸素運動が効果的です。具体的には、ウォーキング、ジョギング、水泳、サイクリングなどです。**うっすら汗をかくくらいに有酸素運動をすれば、糖質は大いに消費されます。**

運動不足かどうかは、肥満度を計るＢＭＩで知ることができます。

ＢＭＩは、身長と体重から簡単に計算することができます。ＢＭＩが25以上になると肥満です。肥満は中性脂肪が多いだけでなく、血糖値が高くなっている可能性が高いと考えられます。有酸素運動を少しずつ始めて、改善することをおすすめします。

運動では、筋トレも重要です。しっかりした筋肉がついていると、基礎代謝が高くなり糖質の消費が多くなります。

また、筋肉は糖質を貯蔵する倉庫の役割も果たしています。**筋肉が少ないと、糖質が血液に流れ出しやすくなるのです。**

BMIで肥満になっていないかチェックする

BMI ＝ 体重kg ÷（身長m）^{2}

適正体重 ＝（身長m）^{2} × 22

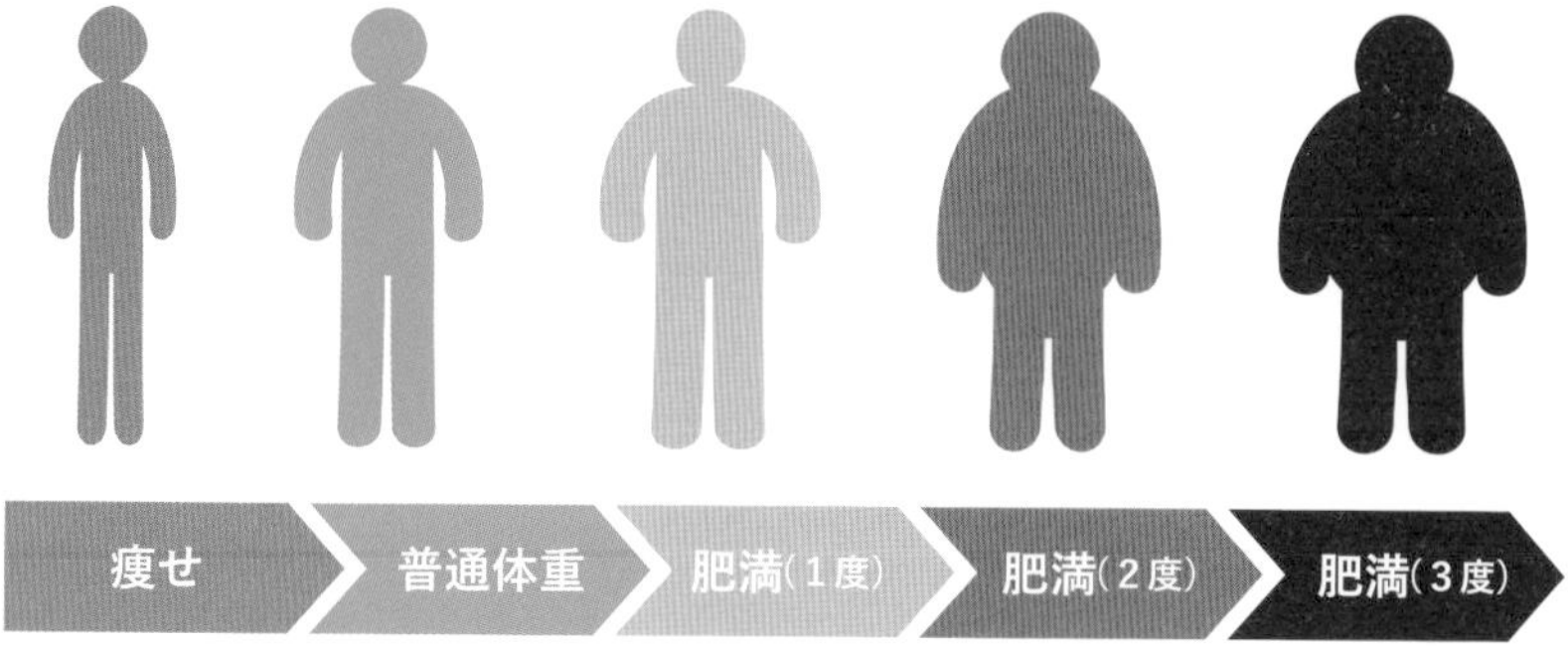

BMI	基準
18.50 未満	痩せ
18.50 以上～ 25.00 未満	普通体重
25.00 以上～ 30.00 未満	肥満（1度）
30.00 以上～ 35.00 未満	肥満（2度）
35.00 以上～ 40.00 未満	肥満（3度）
40.00 以上	肥満（4度）

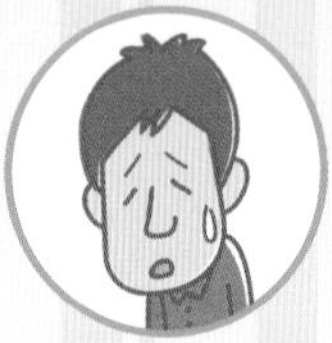

ヨガは心身ともに健康になり血糖値も安定させる

血糖値をコントロールするためには、精神の健康も重要です。**体と気持ちが健全にシンクロすることで血糖値も安定するのです。**ヨガは身体的なストレッチ効果があるばかりでなく、自律神経の安定やストレス解消など、メンタル面の安定も期待できます。

また、姿勢がよくなることも大きなメリットです。**ねこ背の人は肺活量が落ちて酸素の取り込みが少なくなります。**その結果、血液の状態が悪くなるのです。

さらに、ねこ背によって血流も悪化します。血流に勢いがなくなれば、脳へ新鮮な血液が届かなくなってしまいます。

ヨガは心身両面での健康をサポートしてくれるのです。

ヨガを始めるなら、まずスクールに通うのがいいでしょう。入門書も発売されていますが、まずは正しいポーズを身につけるのが先決です。

ヨガで心身ともにきれいになる

ヨガの効果

- 姿勢がよくなる
- リラックスできる
- ストレス解消になる
- 集中力がアップする
- 筋肉がつく
- ダイエットにつながる
- デトックス効果がある
- 睡眠の質が上がる
- ホルモンバランスがよくなる

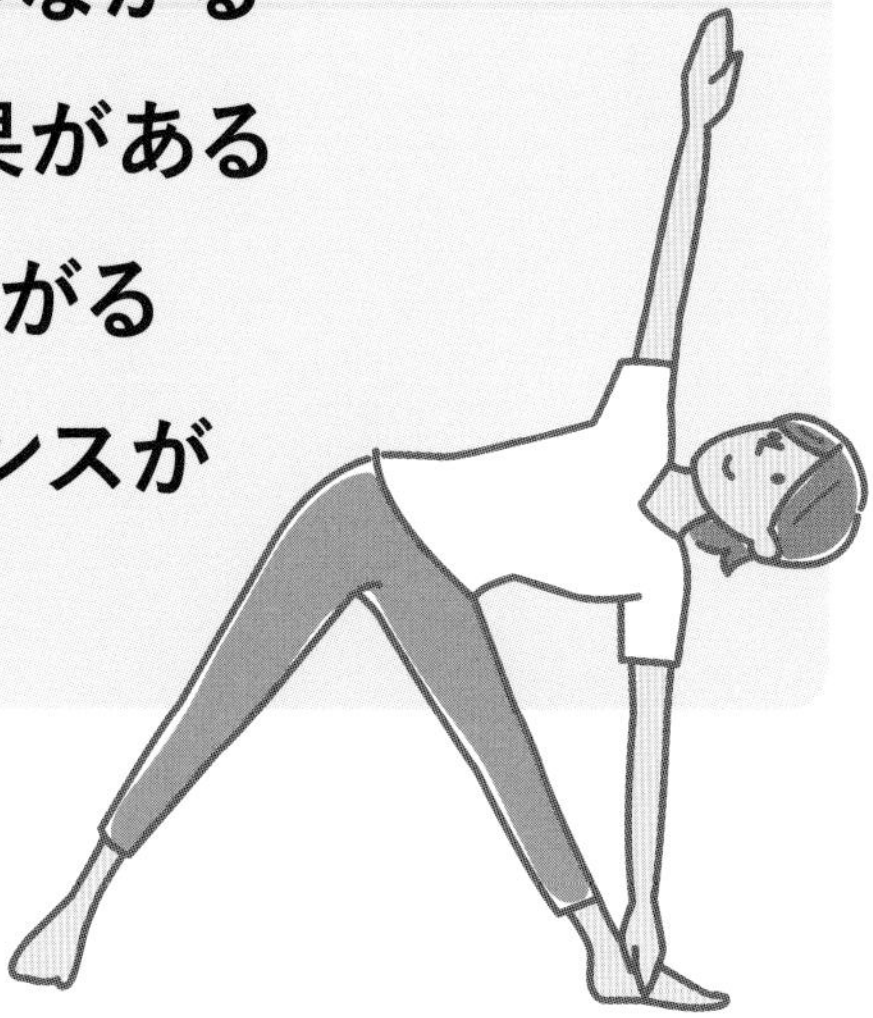

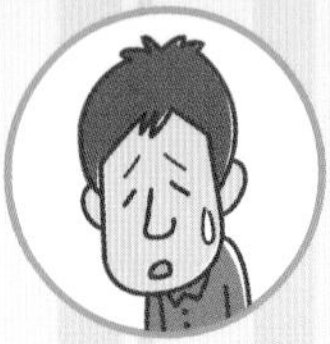

ストレスが多い現代社会。瞑想、座禅で自律神経を整える

瞑想、マインドフルネスが人気です。

瞑想とは、自分自身の内面に意識を向け、自分を見つめ直す行為です。現代社会はさまざまなストレスに満ちています。静かに自分を見つめる時間を作ることが必要なのかもしれません。

瞑想によって心を静めることで、自律神経を整えることができます。また、前向きな気持ちを育んだり、睡眠の質を上げることができるともいわれています。

瞑想にはいろいろな流派があります。自分に合った方法を見つけて、毎日の習慣にするといいでしょう。

お寺で行う座禅も自分の内面に目を向ける修行です。

これらに共通しているのは、深い呼吸です。**背筋を伸ばして、ゆっくりと呼吸を繰り返すことで、集中力が高まるのです。**

座禅に挑戦してみよう

❶
座布団を二つ折りにしてお尻の下に当てる

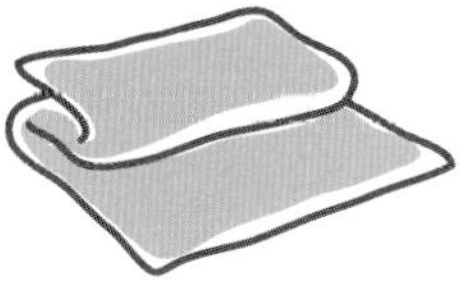

❷
右足を左足のももにのせる

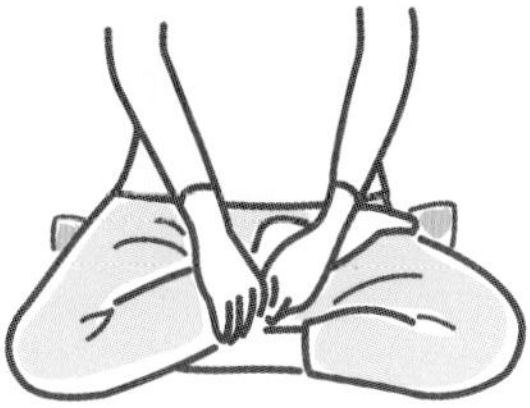

❸
左足を右足のももにのせる

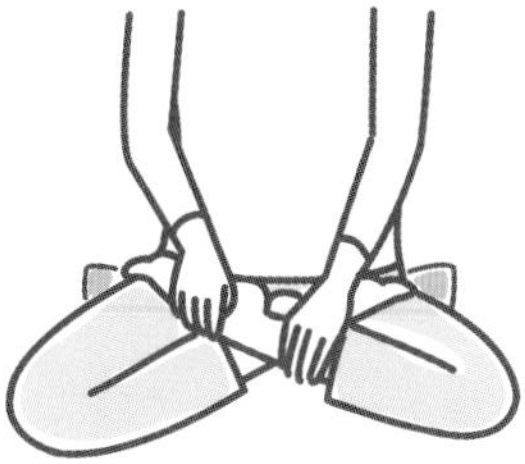

❹
右手を足の上に置き、その上に左手をのせる。両手の親指の先端が軽く触れるようにする

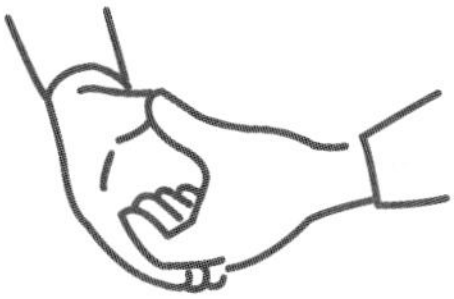

❺
顎を引いて頭が左右に傾かないようにする

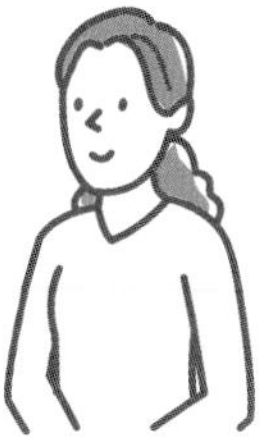

❻
目を閉じず、半眼の状態を作る

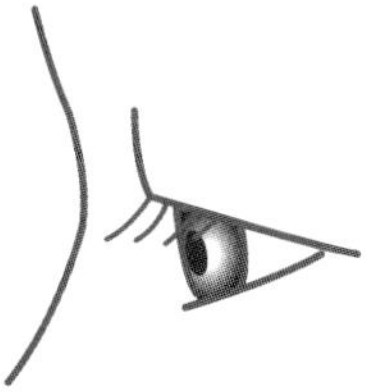

❼
腹式呼吸を繰り返して呼吸を整える。吐く息を静かにゆっくり、長く出す。呼吸の数を数えながら精神を集中させる

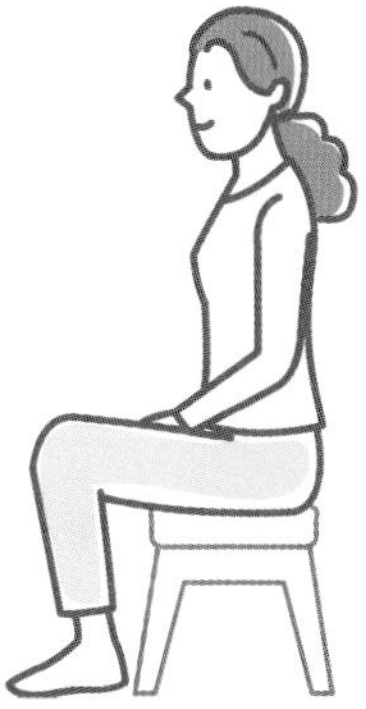

出典：大本山妙心寺HPより作成

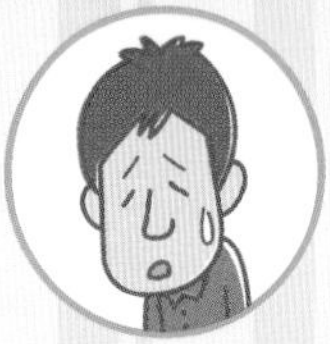

自律神経はスムーズな切り替えを。ストレスをいかにかわすかが鍵

社会生活を送っている限り、ストレスを完全に排除することは不可能です。**ストレスをいかにうまくかわすかが鍵となります。**

基本は、仕事のストレスを家に持ち帰らないことです。

自律神経は、活動が活発なときに優勢になる交感神経と、リラックスしたときに優勢になる副交感神経からなっています。

家にいるときは仕事を忘れ、リラックスする。それが自律神経をうまく切り替えるということです。夜、よく眠れないという人は、自律神経がうまく切り替わっていないのです。

ストレスは仕事のほかに人間関係、金銭、病気、育児、身内の心配など、さまざまなものが原因となります。気候や大気汚染、騒音もストレスの要因です。

すでに紹介したヨガや瞑想、スポーツ、趣味などでストレスを軽減しましょう。カラオケでストレスを発散するのもいいでしょう。

いろいろなストレスと対処法

ストレス

- 仕事
- 人間関係
- 金銭問題
- 病気　●育児
- 将来の不安
- 孤独
- 異常気象
- 大気汚染
- 騒音

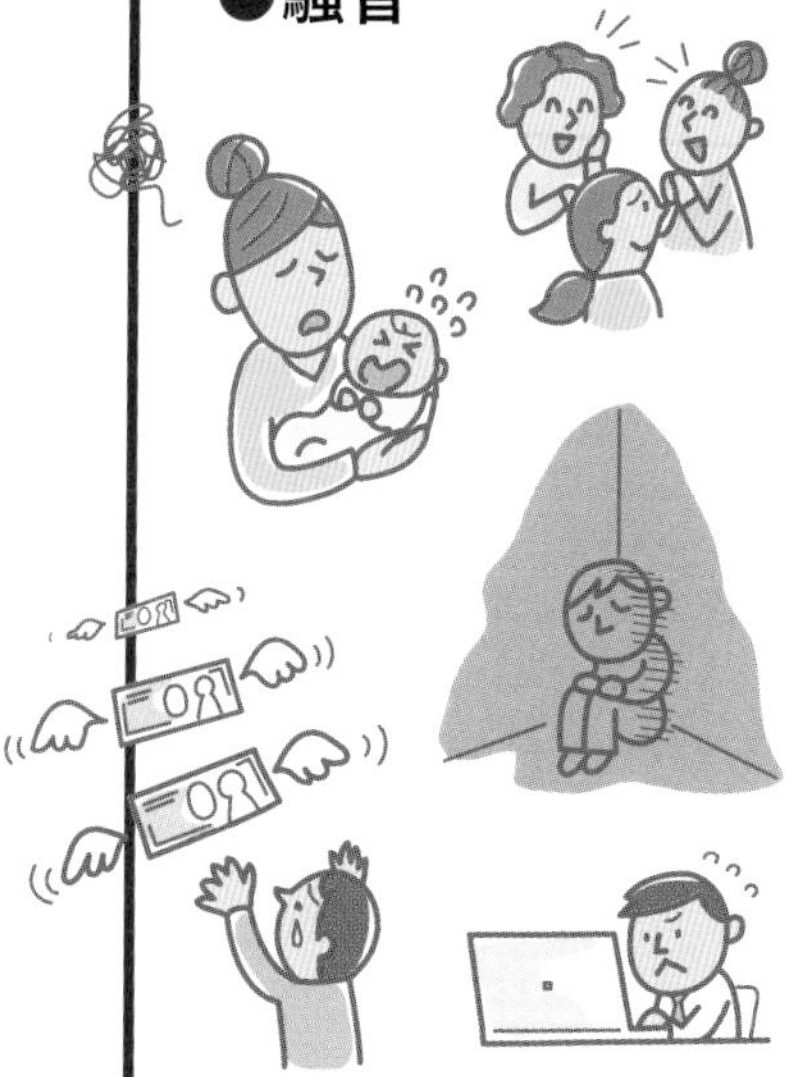

×

対処法

- 趣味　●運動
- カラオケ
- 旅行
- 家族団欒
- ヨガ　●瞑想
- 特別な食事
- ご褒美の買い物

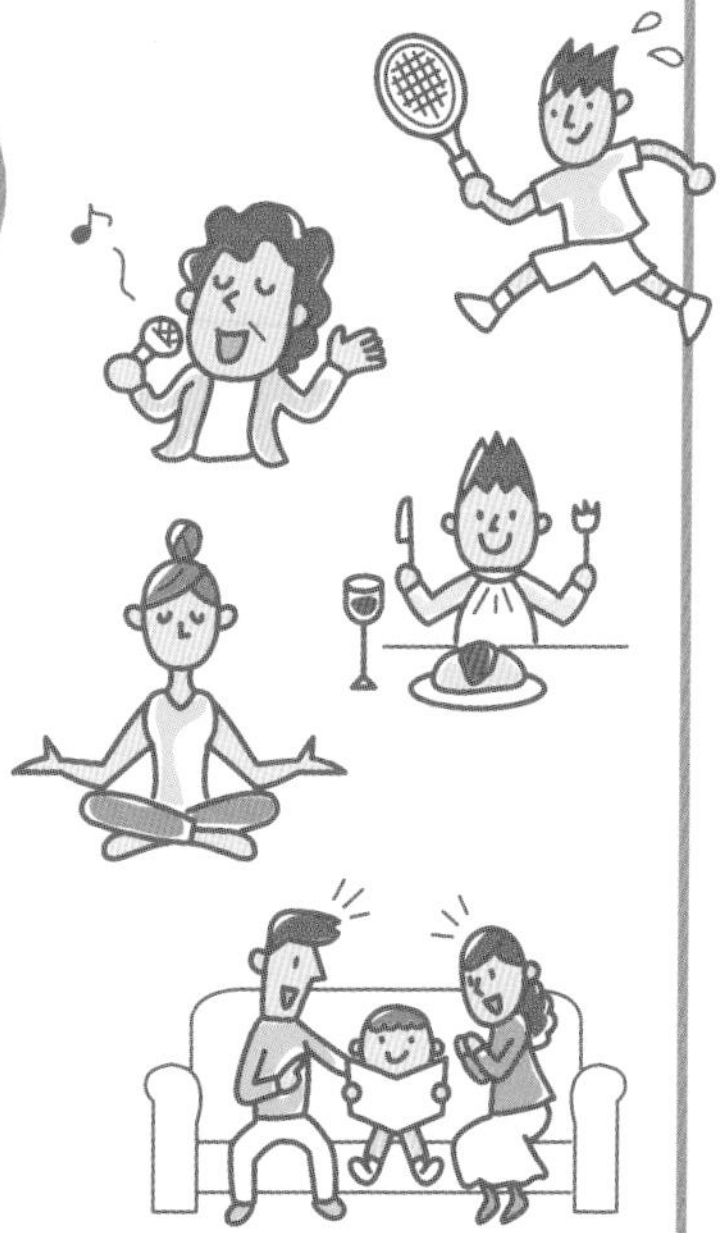

交感神経と副交感神経

自律神経は人が活動的なときに優勢になる交感神経と、リラックスしたときに優勢になる副交感神経で成り立っています。この2つの神経がバランスよくいっていると血糖値は安定します。

交感神経が優勢

●日中　●緊張　●元気　●興奮
●瞳孔が開く
●血管が収縮する
●心拍数が上がる

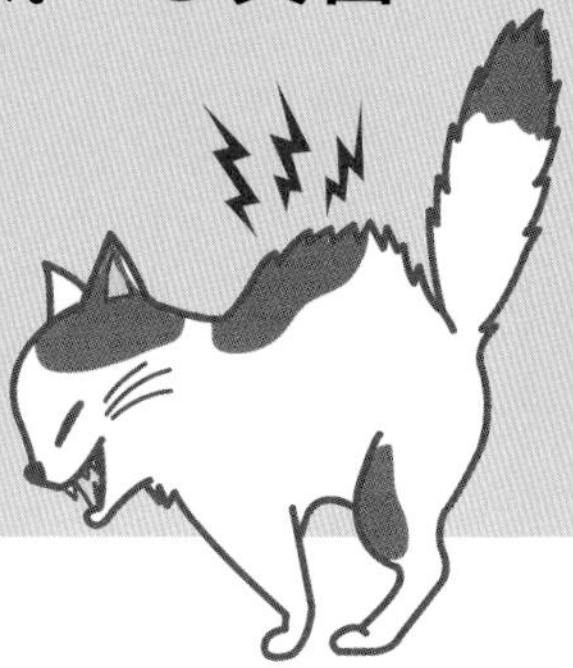

副交感神経が優勢

●夜間　●リラックス　●おとなしい
●筋肉が緩む　●瞳孔が閉じる
●血管が拡張する
●心拍数が下がる

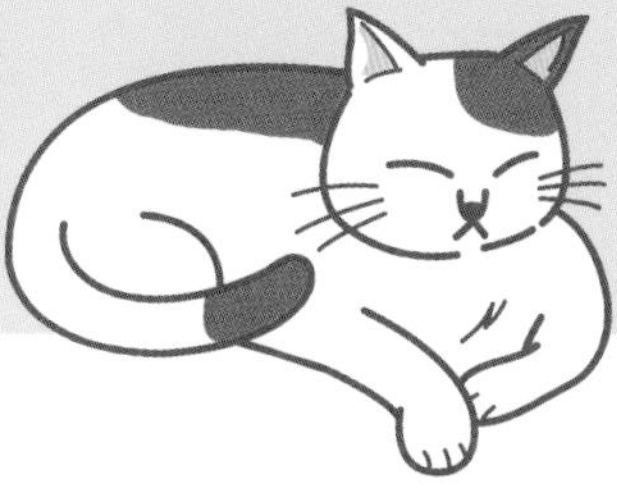

健全な自律神経とは?

交感神経と副交感神経は、どちらかが強くなると、もう一方が弱くなる性質があります。また、交感神経は人が活動する日中に強く、副交感神経は逆に夕方以降に優勢になります。夜になっても交感神経が優勢だと眠れなくなります。自律神経失調症の典型的な症状です。

交感神経と副交感神経のバランス

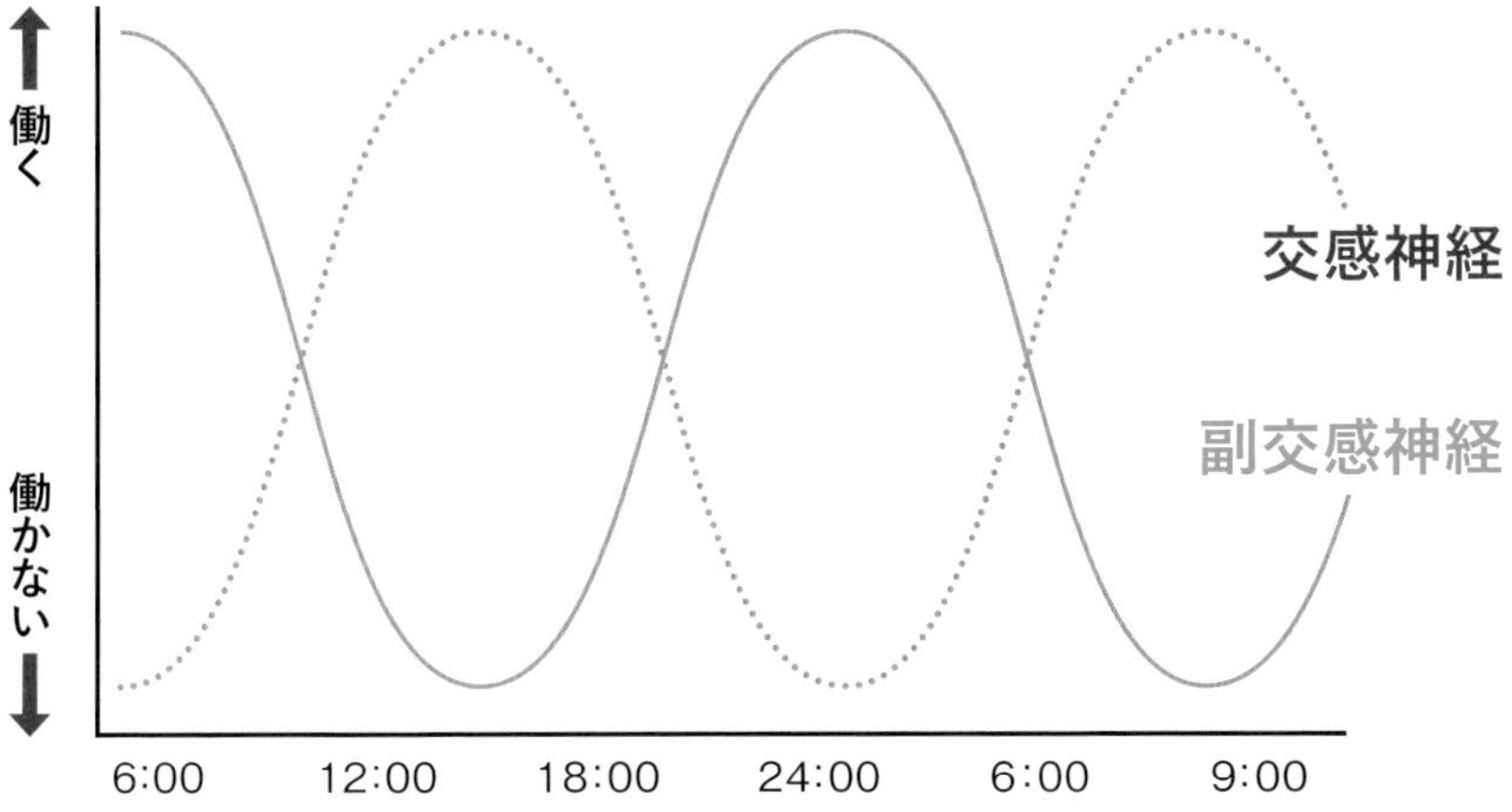

夜寝ているときは副交感神経、昼起きているときは交感神経がそれぞれ優位に。上のグラフのように波形に変化し、お互いが補完し合うように体に影響を及ぼしている。

出典:『BtoBに強いMAツール15選』(技術評論社)

生活習慣病や加齢で自律神経のメリハリがなくなる

若々しく元気な人は、その振れが大きくメリハリがあります。逆に、生活習慣病などのリスクがある人や加齢によって振れ幅が小さくなり、自律神経失調になりやすくなります。

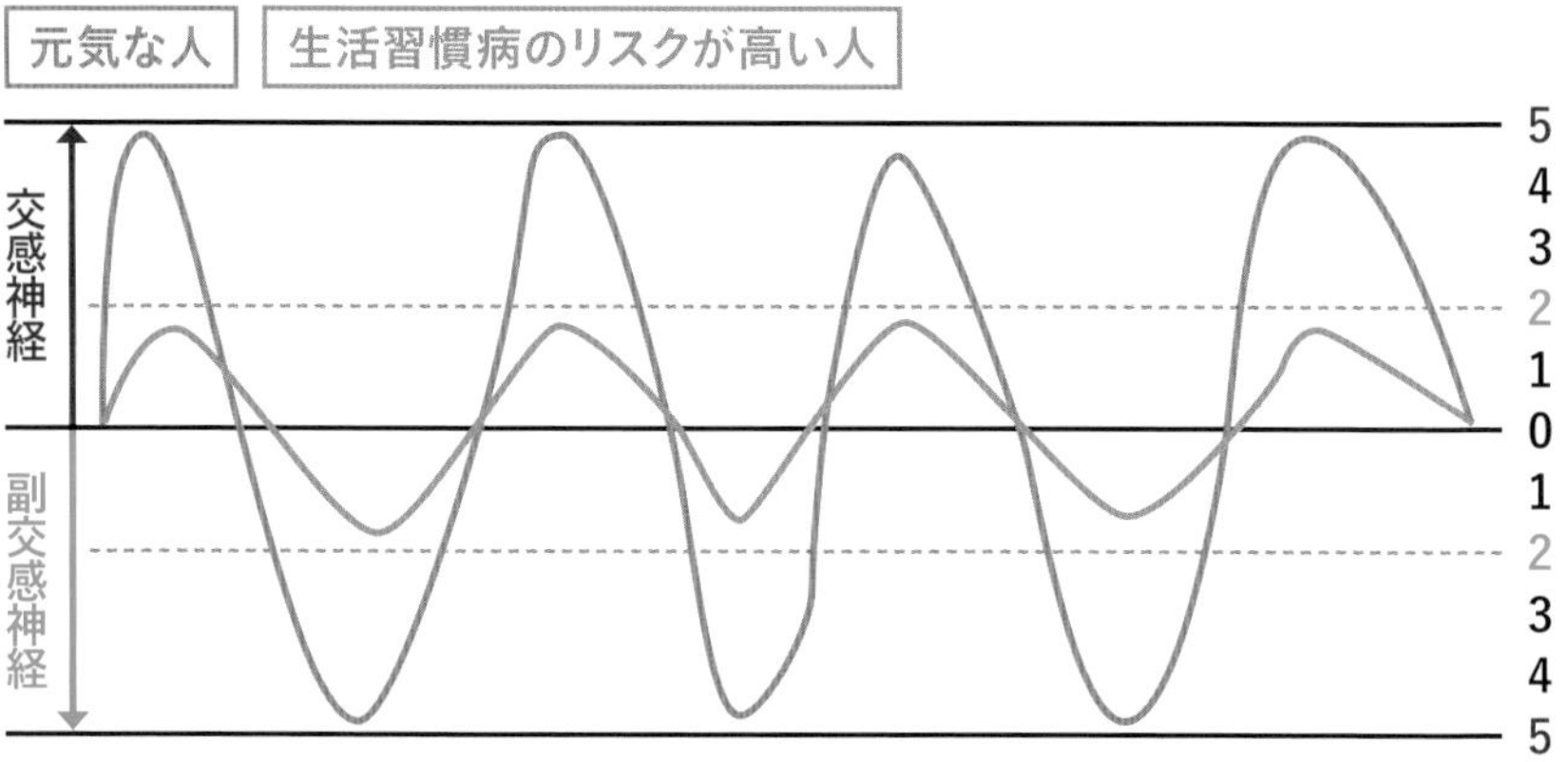

50代になると自律神経のパワーが3分の1に低下することがわかっています。夜の眠りが浅くなったり日中の集中力が弱くなったら、自律神経が老化してきた証拠です。

自律神経機能は年々低下

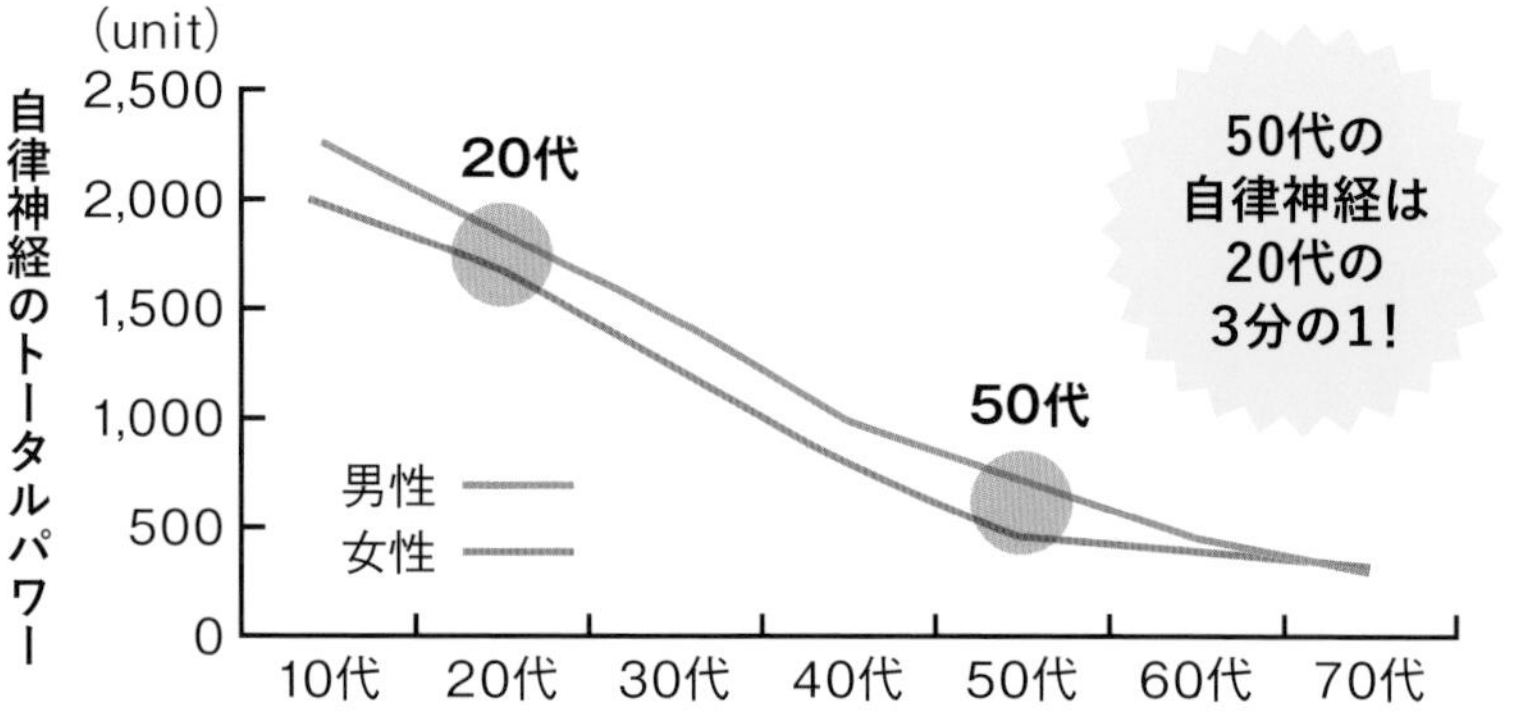

出典：東京疲労・睡眠クリニックHP

自律神経失調症の主な症状

自律神経のバランスが崩れると、全身にいろいろな症状が現れます。当然、血糖値コントロールにも不調が生じ、食後血糖値が異常に上昇したりします。

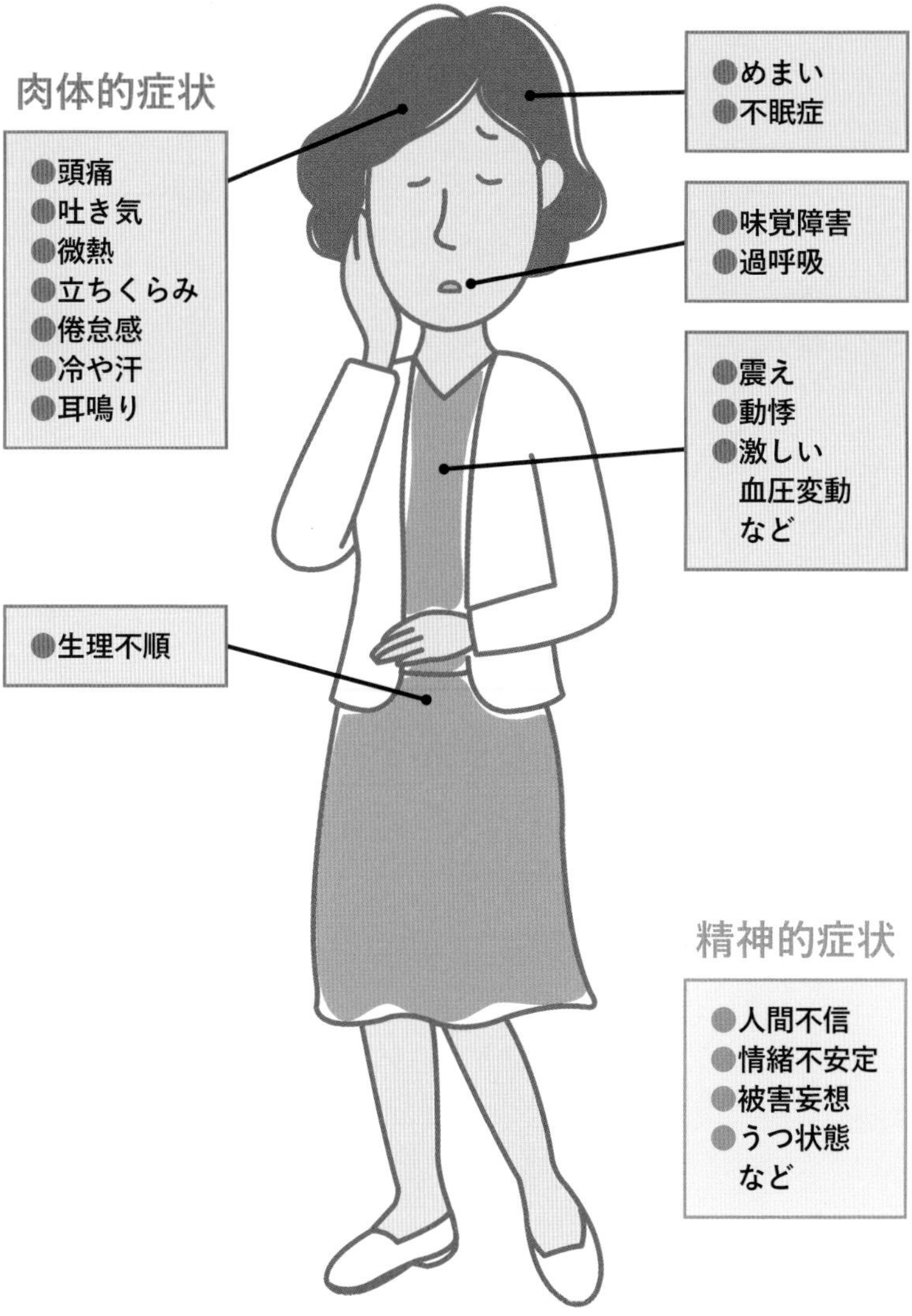

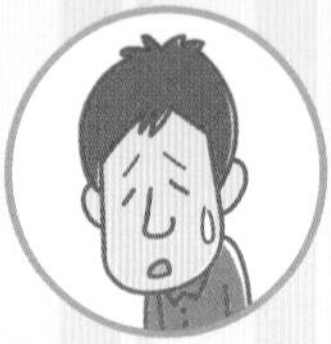

人とのコミュニケーションでストレスを溜めない工夫を

メリハリのある自律神経を維持するためには、日中に活動的になり、夜間にしっかりとリラックスすることが重要です。

日中の活動を活発にするためには、人とのコミュニケーションが大切です。

ところが、新型コロナウイルス感染症の蔓延によって、人間同士の交流が自由にできなくなってしまいました。

会社のミーティングや大学の授業がオンラインになり、クラブ活動すら制限されるという異常な事態になりました。実際に人と会う機会がなくなり、話す機会が減ったと感じている人は多いでしょう。

これは健全な自律神経にとって最悪な状況です。メールやメッセージは確かに便利ですが、それだけではいけません。

たまには電話で生の声を伝え合うようにしてください。

心がやすらぐことでしょう。

コロナ以降、ストレスが溜まりやすくなっている

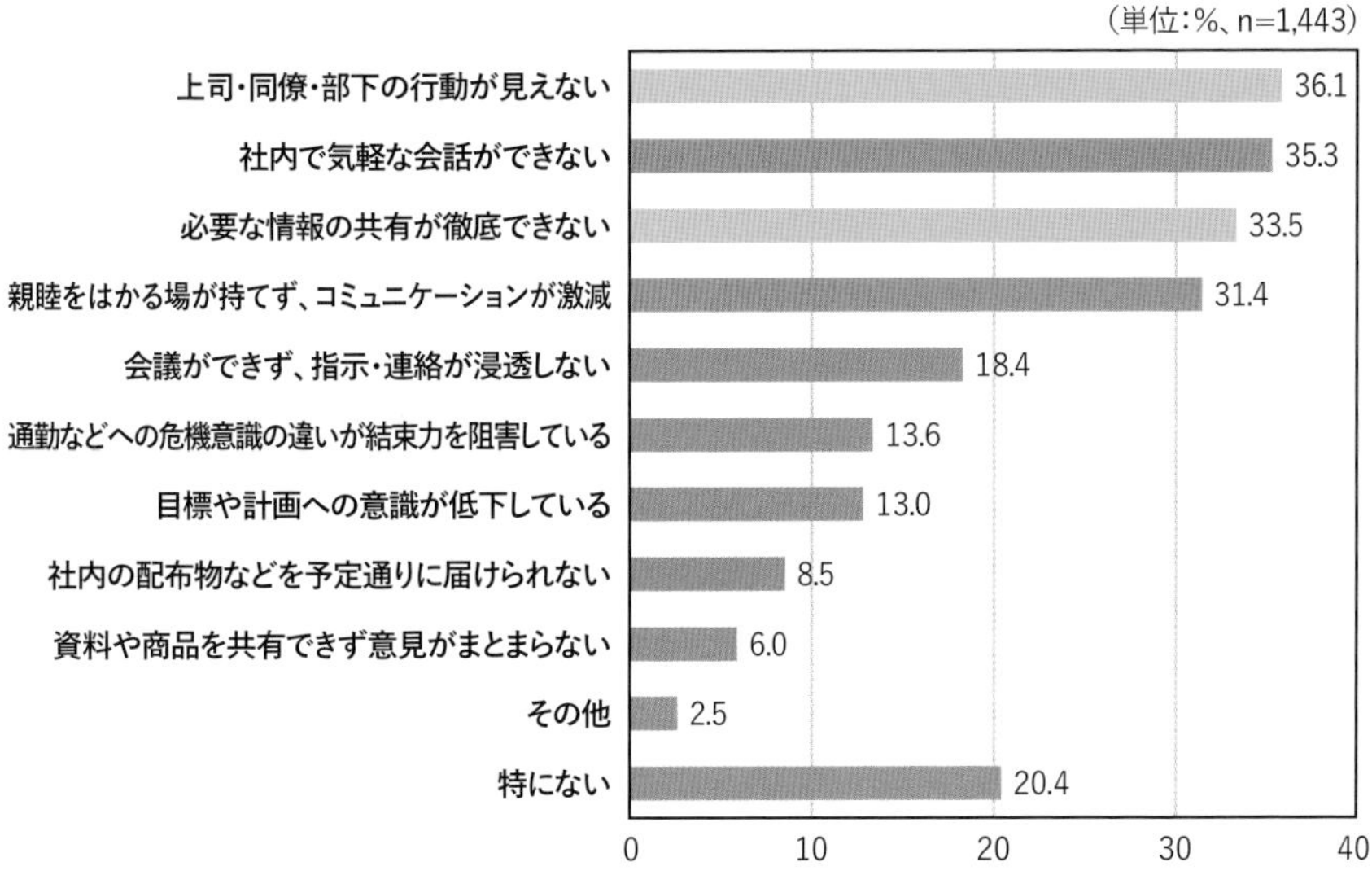

出典：日経BPコンサルティング

小学生の親の4割が子どもとのコミュニケーション減

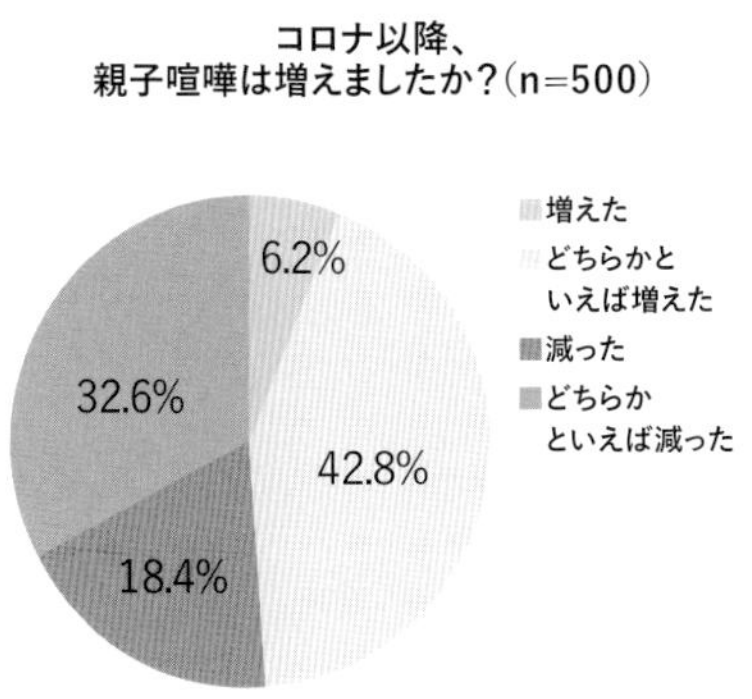

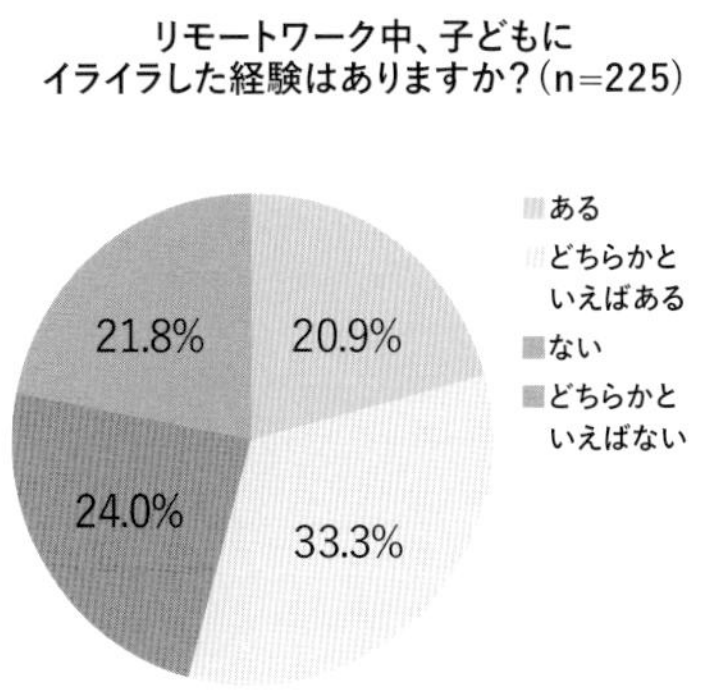

出典：PR TIMES

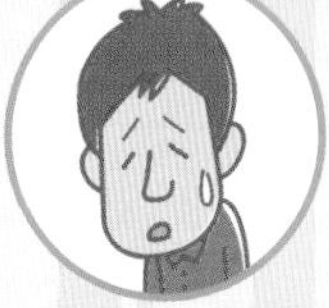

お風呂はぬるめのお湯で体の芯からじんわり温めよう

交感神経から副交感神経への切り替えにおいて、重要なポイントとなるのがお風呂です。精神が緊張した状態で仕事から帰宅しても、お風呂に入るとリラックスできる。そう感じる人は多いはずです。

その意味でも、日本人にとってお風呂は特別なものといえます。

お風呂のお湯は38〜40度のぬるめがおすすめです。ゆっくりと15〜20分くらい浸かると、体の芯からじんわりと温まります。

逆に熱いお湯に入ると、肝臓に負担がかかることがわかっています。また、血管が収縮して血圧が高くなってしまいます。

ドイツでは温泉が医療に活用される、いわゆる湯治が盛んです。なかでも重炭酸温浴法が人気だそうです。日本でも大分県竹田市の長湯温泉が良質の重炭酸泉として知られています。

市販の入浴剤でも効果がありますので、試してみるのもいいでしょう。

血糖値を下げる入浴法

こんな点に注意

- 38～40度のぬるめのお湯にする
- 15～20分、ゆっくりと浸かる
- 入浴前に水を飲む
- 半身浴
- ふくらはぎのマッサージをする
- ベッドに入る1～2時間前に入る

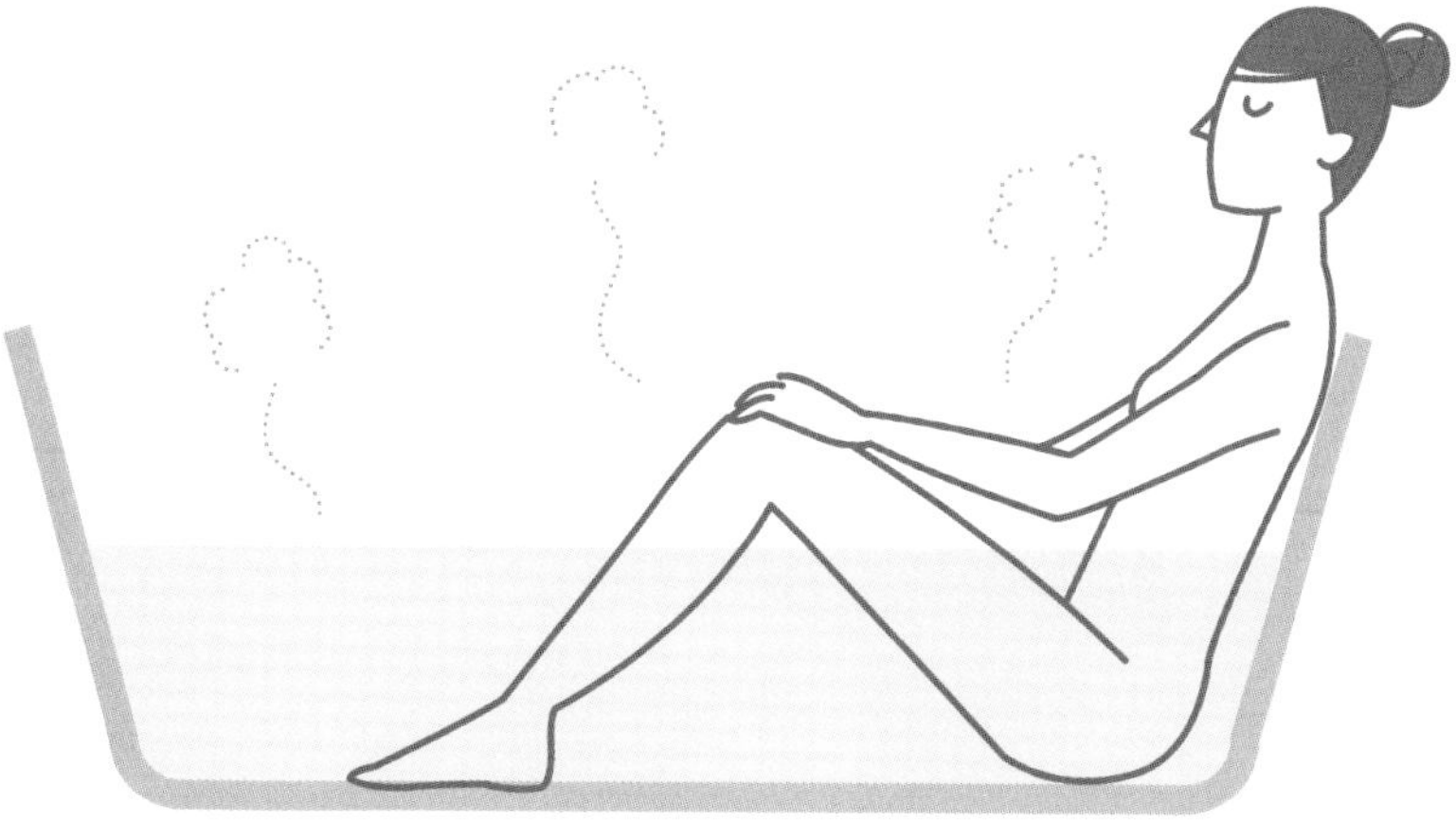

こんな効果が期待できる

- 体が温まる
- 自律神経が切り替わる
- 疲労回復
- 血行がよくなる
- 入眠しやすくなる

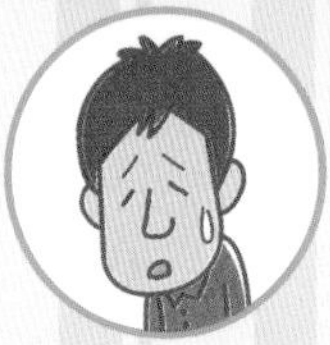

質のよい睡眠は肝臓をリフレッシュさせる

日中、積極的に活動すると、毛細血管が傷つきます。夜、しっかりと眠ると傷ついた血管が修復されることがわかっています。

眠りというと睡眠時間を重視する人がいますが、実は時間よりも質が重要です。毎日、3〜4時間しか寝なくても、元気いっぱいの人もいるのです。

質のよい睡眠とは、深いノンレム睡眠と浅めのレム睡眠が交互に訪れる眠りです。眠りが深いほうがいいように感じますが、そうではないのです。

しかし、眠りの深さを自分でコントロールすることはできませんね。大切なのは、入眠時に一気に深い眠りに落ちることです。それさえできれば、あとは自然にサイクルが完成します。

質のよい眠りは糖代謝を担う肝臓のリフレッシュにもつながります。

また、血液が回収した老廃物の濾過、ホルモンの分泌など、大切な生命活動のリズムを整える時間でもあるのです。

質のよい睡眠とは?

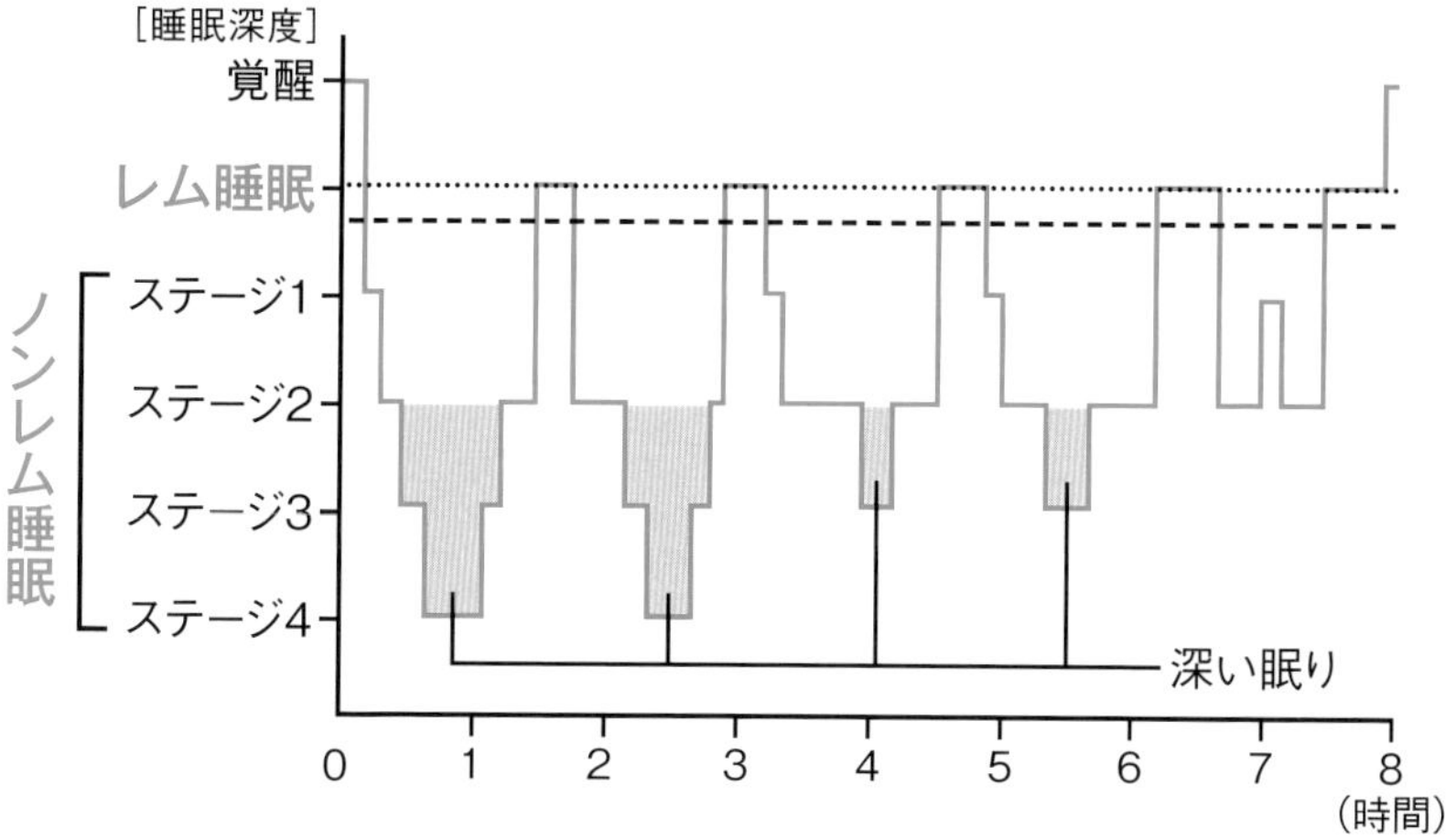

出典：古賀良彦『睡眠と脳の科学』(祥伝社新書)

質のいい眠りは、1時間半ごとに深い眠り(ノンレム睡眠)と浅い眠り(レム睡眠)が訪れる。ポイントは入眠直後に訪れる深い眠り。これが取れれば、あとは自然に理想のリズムが現れる。

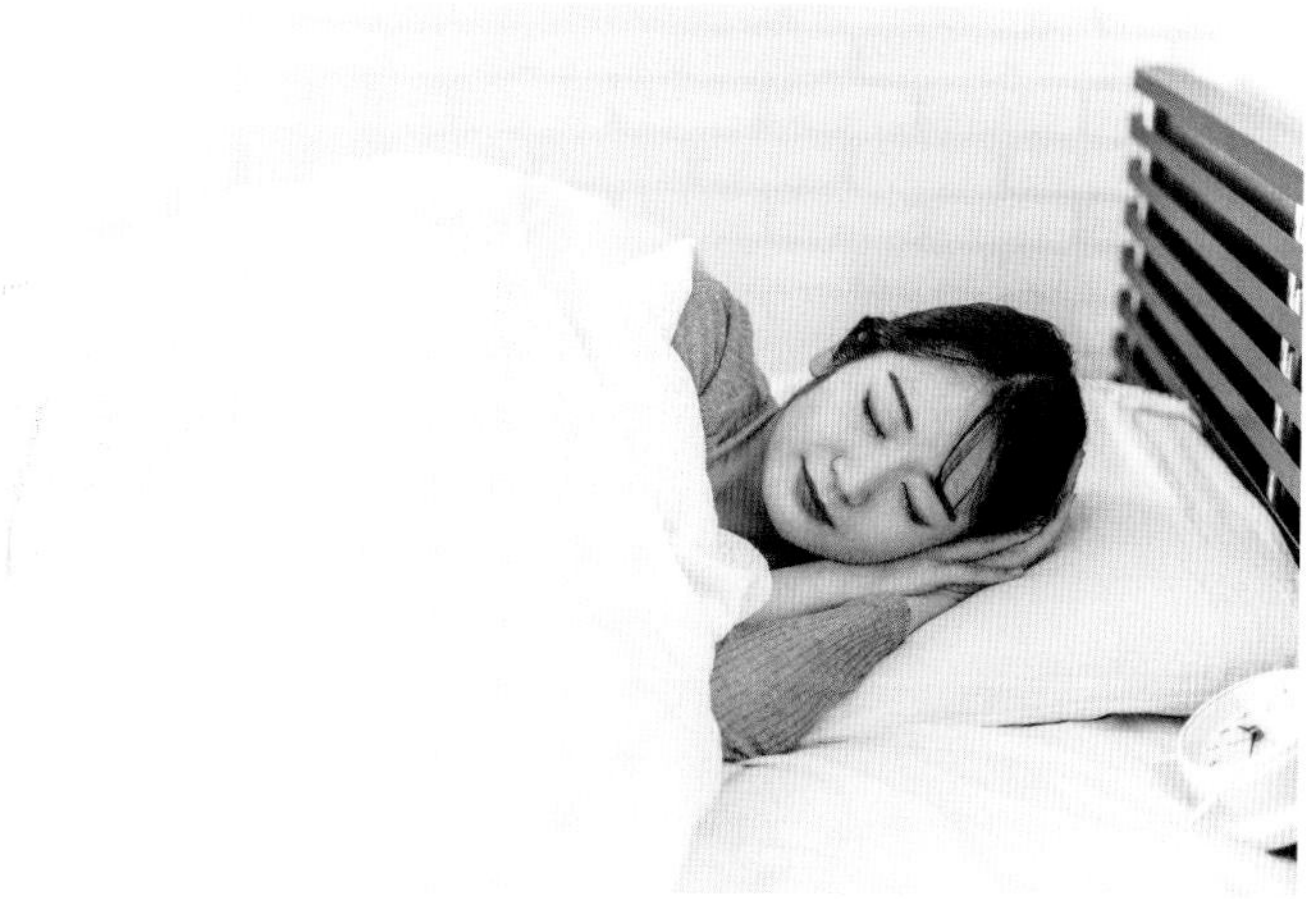

1 「早寝早起き」ではなく、「早起き早寝」

質のいい睡眠に深く関わっているのが、メラトニンというホルモンです。メラトニンが十分に分泌されないと、入眠が不安定になります。

メラトニンの分泌を大きく左右するのが、朝日です。朝起きて、最初に太陽の光を浴びてから15時間後にメラトニンの分泌が始まるようにセットされるのです。規則正しく朝日を浴びれば、メラトニンが十分に出るようになります。

早寝早起きとよくいいますが、実は早起きこそが質のいい眠りへといざなうのです。

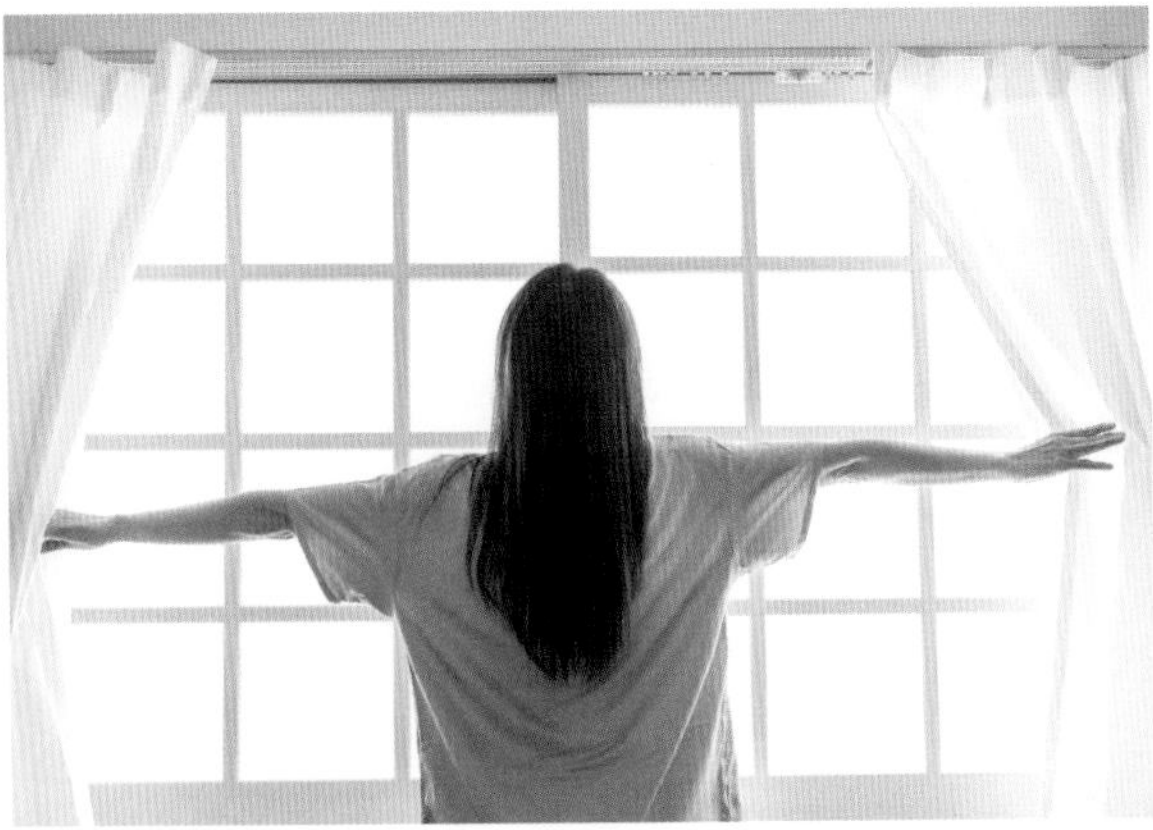

2 スマホとパソコンは1時間前にオフにする

睡眠ホルモンのメラトニンは、暗くなると分泌のスイッチが入ります。

たとえば、午前7時に朝日を浴びると、15時間後の午後10時に分泌の準備が整います。しかし、部屋が明るいうちは、まだ分泌が始まりません。午後11時に電気を消したときに眠気が訪れるのです。

スマホやパソコンのモニターから出るライトは、ブルーライトといって、エネルギーが強い光です。微弱でも至近距離から目に入るため、影響が長く残ります。ベッドに入る直前までスマホを見ていると、メラトニンの分泌が阻害されてしまい、スムーズな入眠が妨げられます。

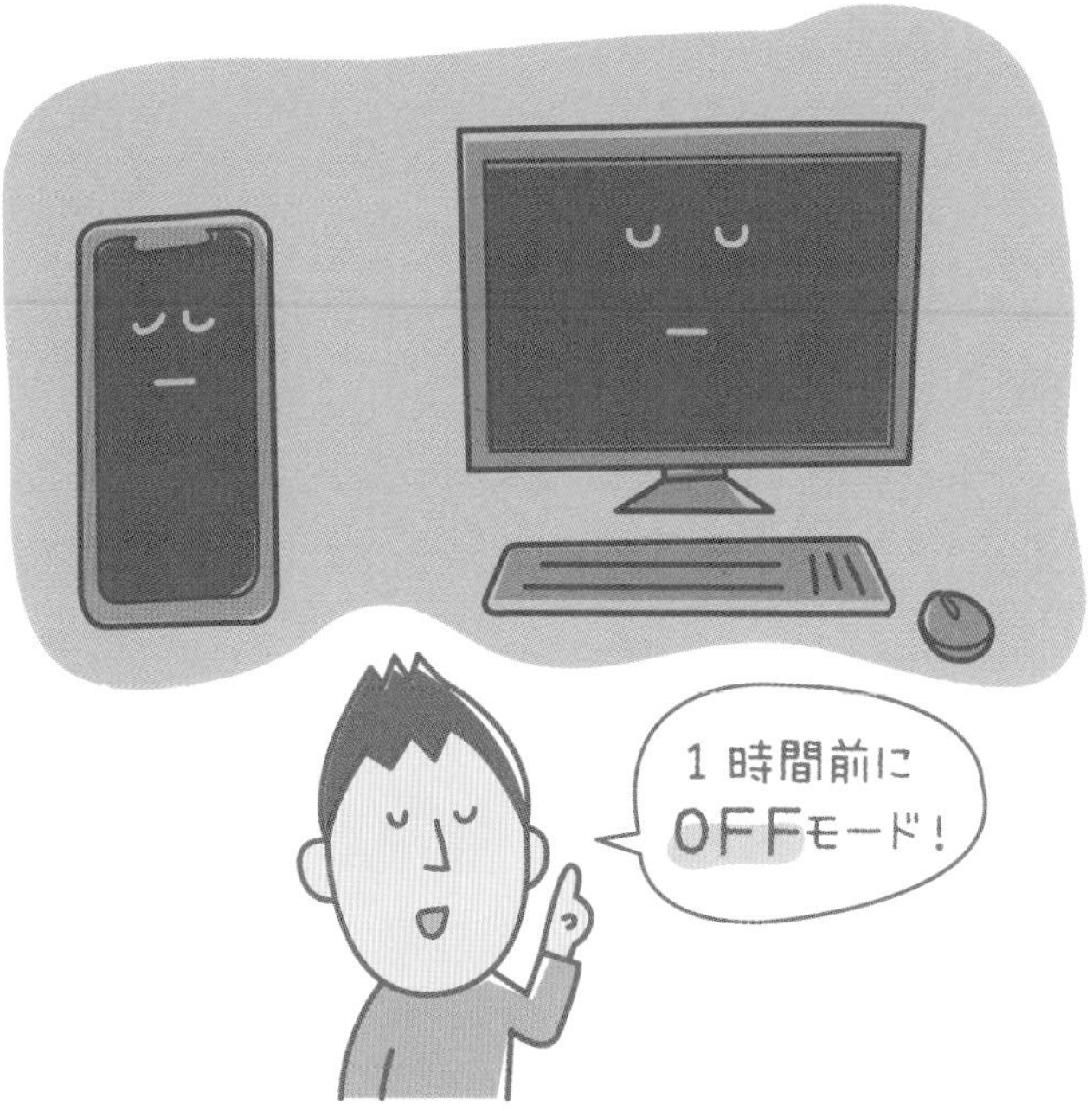

3 睡眠中は鼻呼吸にする

睡眠の質を落とす原因のひとつが口呼吸です。寝ているときに口で呼吸をすると、口の中が渇いて眠りが浅くなります。また、渇いた口の中は細菌が繁殖しやすい環境でもあります。

さらに、最悪の場合は睡眠時無呼吸症候群になり、脳に酸素がいかなくなってしまいます。

最も簡単な改善法は、ドラッグストア等で販売されている医療用テープを口に貼って、口を開かないようにすることです。

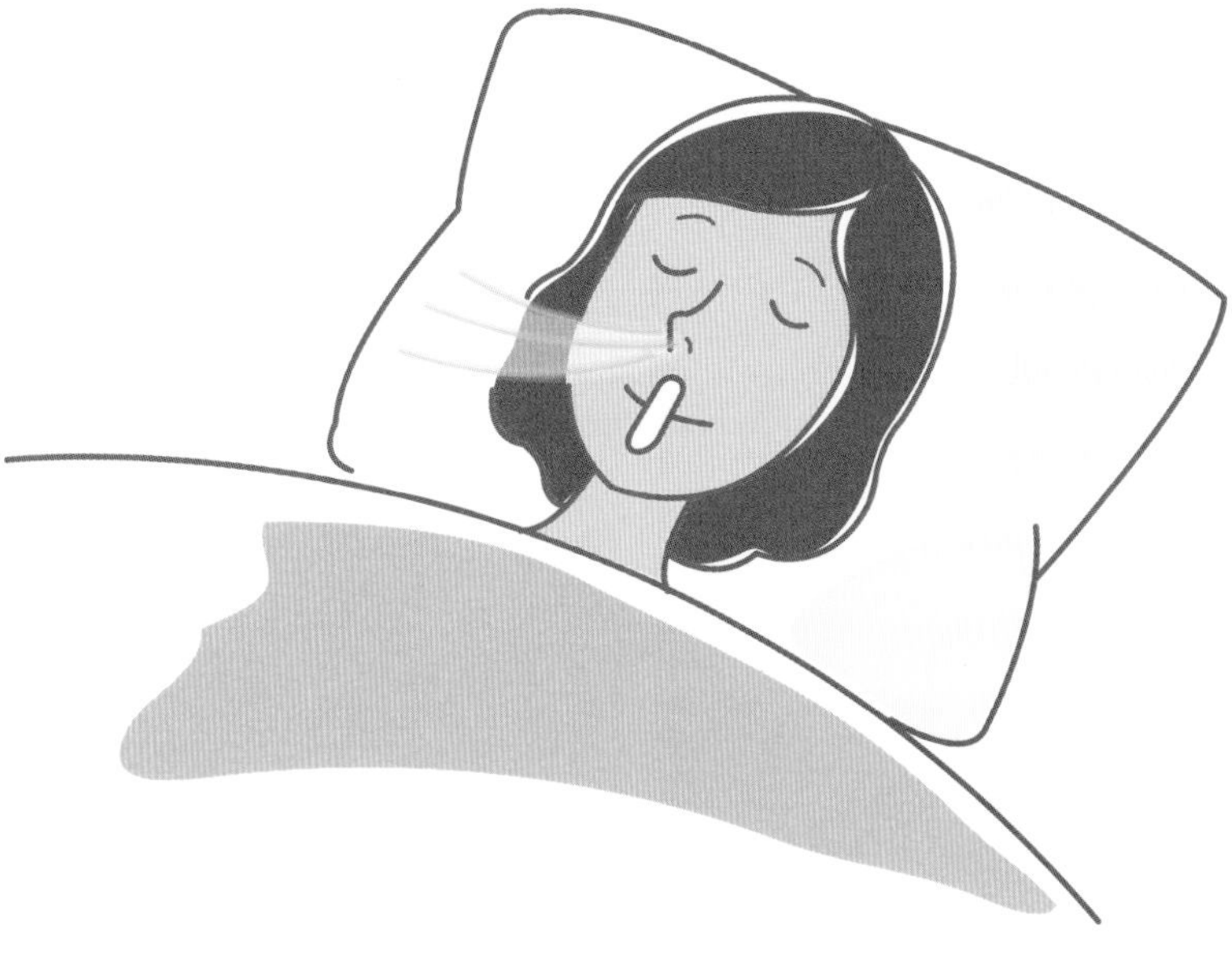

4 お風呂はベッドに入る1〜2時間前にする

ぬるめのお風呂にじっくりと入ると、体が芯まで温まります。

そのホカホカ感が冷めていくときにメラトニンが分泌しやすいという報告があります。お風呂に入る時間を調整して、スムーズな入眠につなげるとよいでしょう。

そのほか、軽いストレッチ体操やアロマ、読書など、自分に合ったルーティンを見つけると入眠までのリズムを作ることができます。

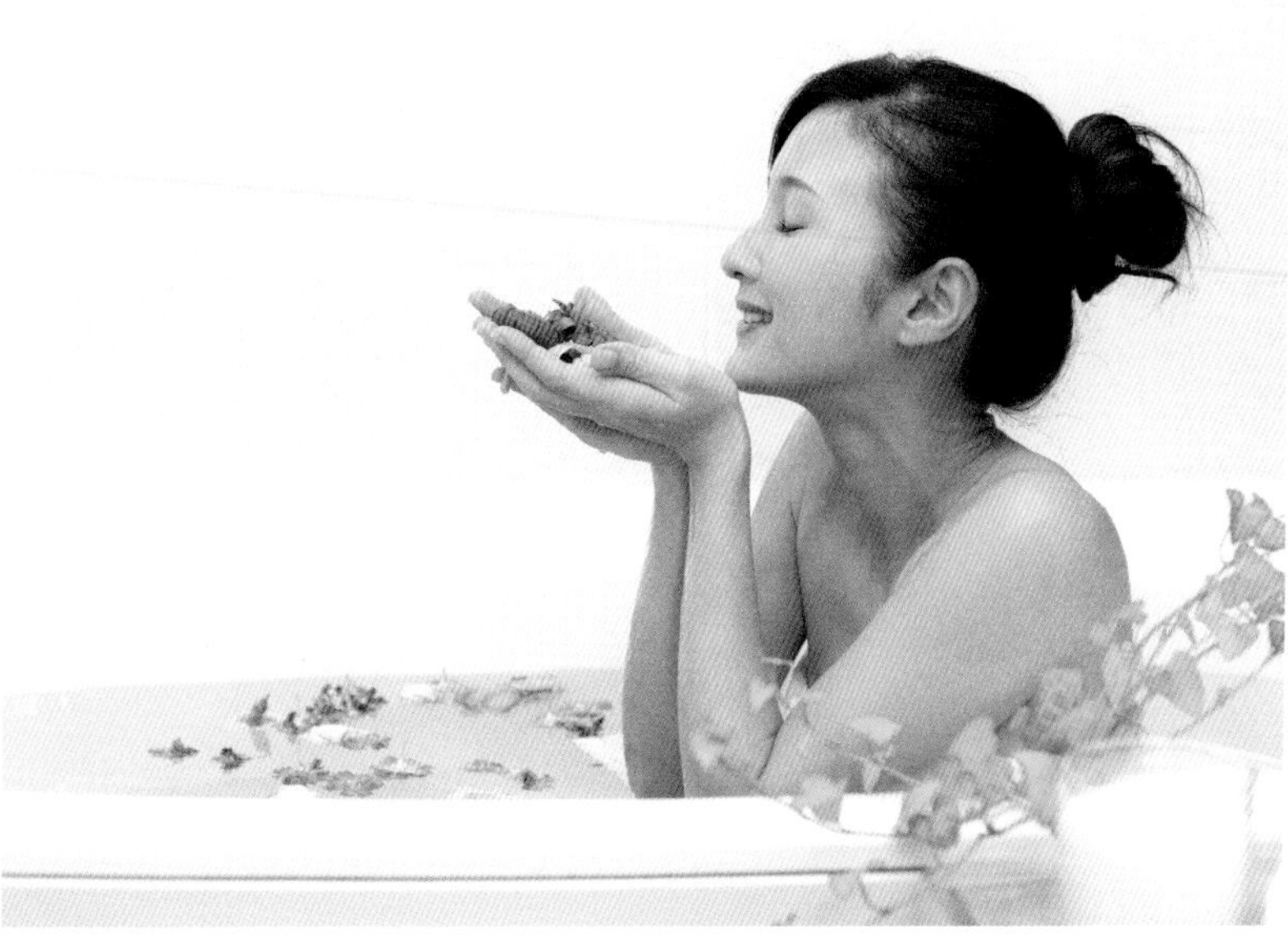

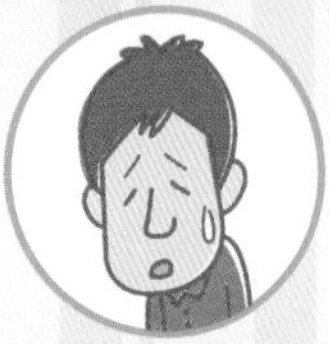

歯周病菌がインスリンの働きを妨げ糖尿病をまねく

血糖値をコントロールする主役がインスリンであることは、すでに解説しました。しかし、そのインスリンの働きを邪魔する超悪玉がいることがわかってきました。

それが、口の中にいる歯周病菌なのです。**なんと、出血した歯茎の血管から体の中に入り込み、血液中のインスリンの働きを悪くするというのです。**

東京医科歯科大学が興味深い実験をしました。歯周病と糖尿病の両方を患う人を集めて2つのグループに分け、片方には歯周病だけの治療、もう片方には糖尿病だけの治療をしました。

すると、どちらのグループも歯周病、糖尿病の両方が改善したのです。**この結果は、明らかに歯周病と糖尿病が深い関係にあることを示しています。**

歯、口の中の健康を保つことも、血糖値を下げるために有効なのです。

歯周病菌が血糖値上昇の原因に

1 歯周病菌が歯茎の血管を
傷つけ、出血が起こる。

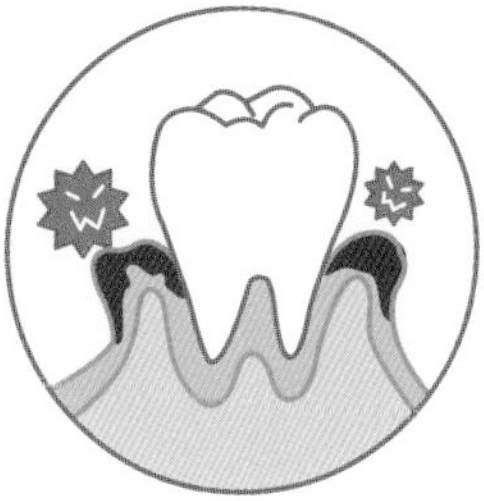

2 歯茎の血管から
体に入り込んだ歯周病菌が
全身に回る。

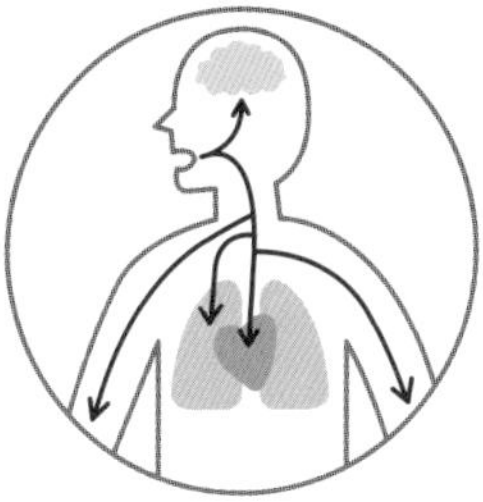

3 血液中に分泌された
インスリンの働きを邪魔する。

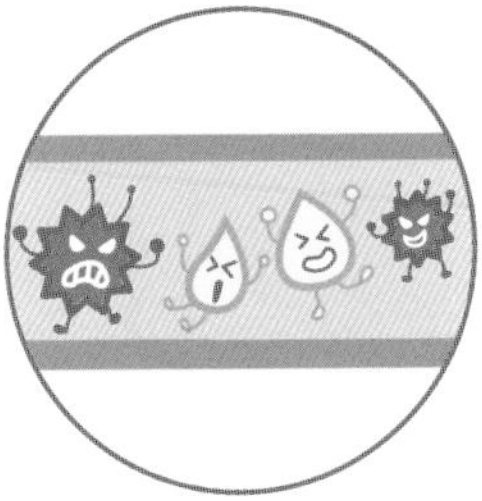

4 食後血糖値が
下がりにくい状態になる。

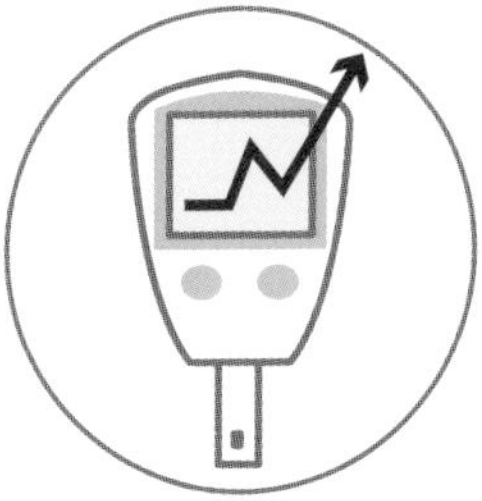

口内の悪い菌は腸まで動く。口腔内の衛生がとても大切

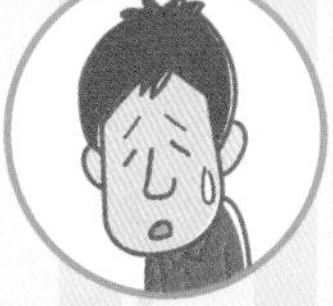

口の中には、健康な人でも100億個の細菌がすんでいます。このなかには、歯周病菌をはじめ、健康を阻害する悪玉も多くいます。

これらの悪玉菌は食べものと一緒に飲み下されますが、これまでは胃酸によって死滅すると考えられていました。**ところが、近年の研究で、これらの菌が腸まで届き、腸内細菌に悪い影響を与えることがわかってきました。**

これまで以上に口の中の衛生状態に注目が集まってきているのです。

口の中をきれいに保つためには、歯磨きが基本です。食べもののカスは、細菌たちの大好物です。毎食後に歯磨きをする習慣をつけるとよいでしょう。

しかし、正しい方法で磨かないと意味がありません。歯と歯茎の間をかき出すように磨くのが基本です。

また、ちょっと面倒ですが、歯間ブラシは効果があります。歯ブラシでは取りきれない汚れを見事に落とすことができます。

悪玉菌が腸内環境にダメージを与える

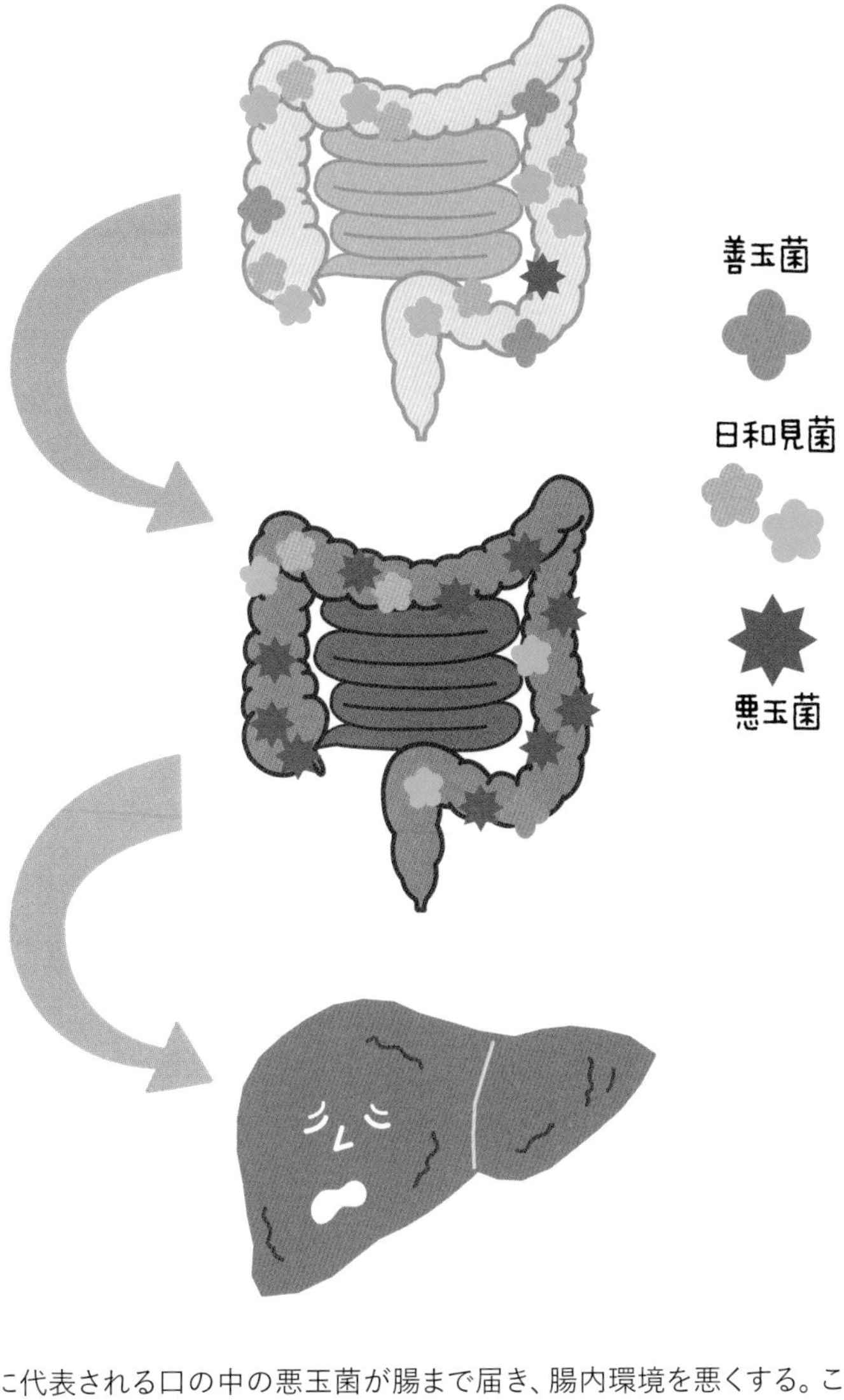

歯周病菌に代表される口の中の悪玉菌が腸まで届き、腸内環境を悪くする。これによって肝臓がダメージを受け、血糖値が上昇する。

唾液で口の中をきれいに。唾液腺マッサージが役立つ

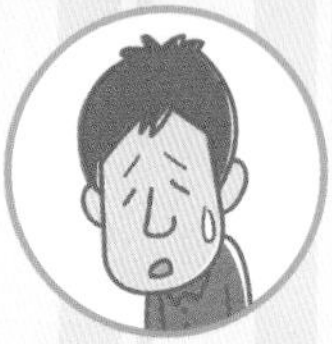

口の中をきれいに保つ意外な助っ人が唾液です。

唾液というとマイナスのイメージを持つ人がいるかもしれませんが、いくつものよい働きをする超善玉なのです。

まず、唾液には殺菌効果があります。唾液がなければ、口の中にいる悪玉菌が何倍にも増えているはずです。

口の中が乾燥するドライマウスは、唾液が不足しているために起こります。特に細菌が増殖しやすい睡眠中のドライマウスは、血糖値上昇に大きく関わります。

そのほかにも、糖質の分解、口から入り込むウイルスの殺菌、食べものを飲み下しやすくするなど、たくさんの働きがあります。

唾液を出すには唾液腺マッサージが有効です。**もし、寝ているときに口の中が渇くという人は、すぐに実践してみてください。**

唾液が少ない人は唾液腺マッサージ

ドライマウスになりやすい人は、寝る前に唾液腺を刺激するマッサージをするとよい。唾液腺は3カ所あるので、それぞれを刺激する。

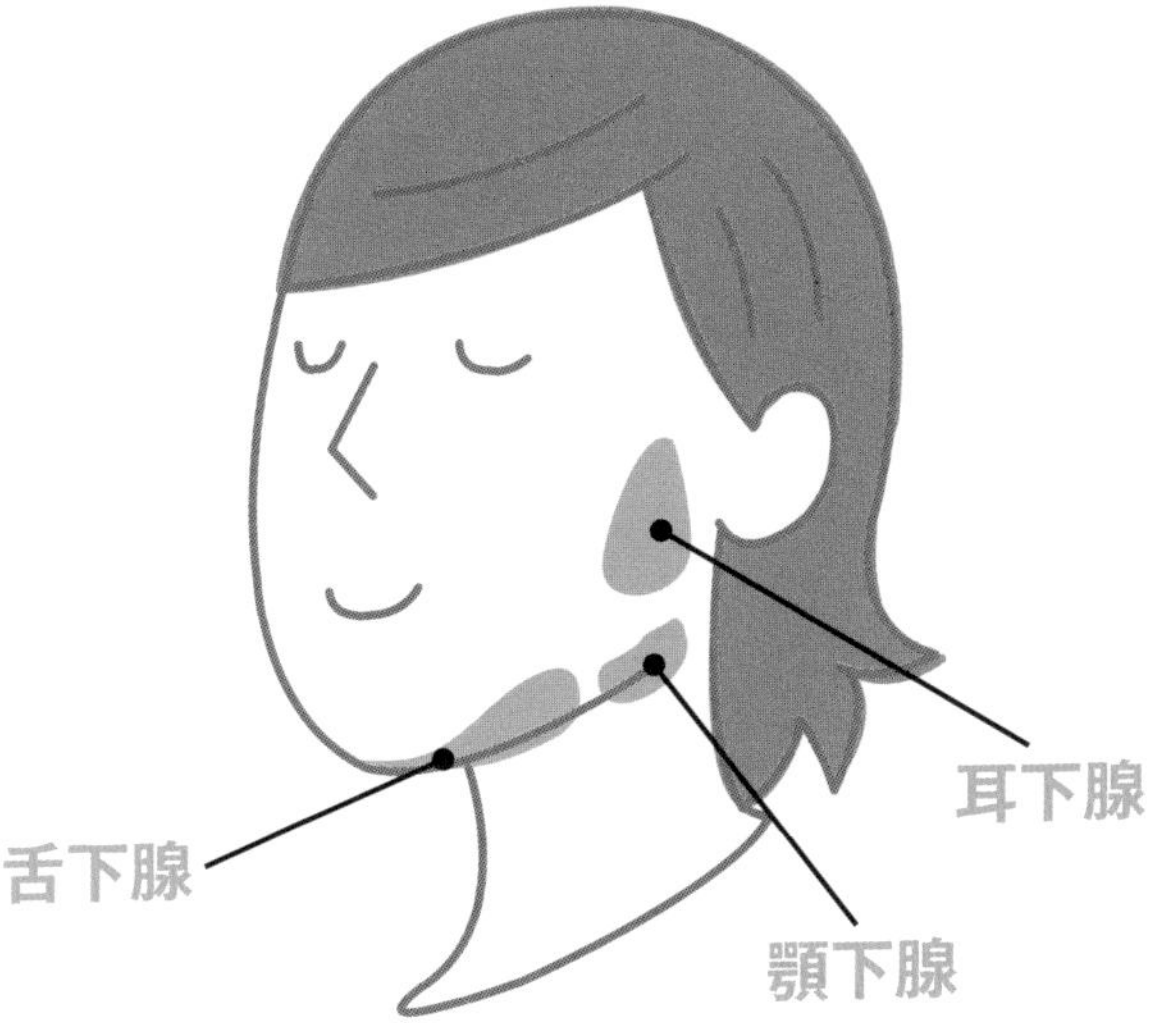

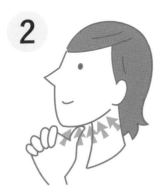

親指を顎の骨の内側の柔らかい部分に当てる。耳の下から顎先にかけて５カ所くらい押す。顎下腺と舌下腺を意識する。

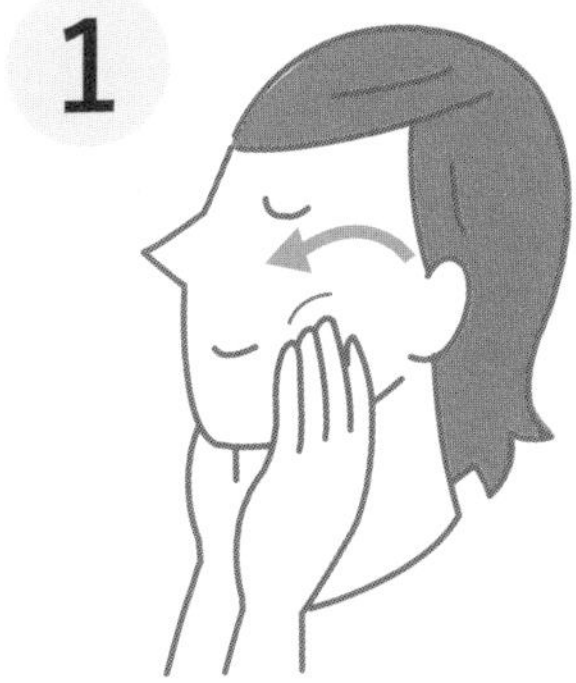

両手を頬に当てて、ゆっくりと円を描くようにマッサージをする。耳下腺が刺激される。

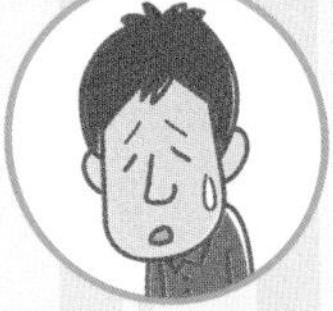

自分でできる血糖値コントロール。できることを今日から始めよう

最後まで読んでいただき、ありがとうございました。

血糖値は健康にとって、とても重要なテーマです。高い血糖値が続くと血管が傷つき、特に毛細血管が切れたり詰まったりします。そして、10年、20年後に取り返しのつかない重い病気になってしまいます。

本書では、それを防ぐために「我慢しない」をテーマに、いろいろな角度から血糖値を上げない方法を考えてきました。

血糖値を下げるためには、食事だけでなく運動やストレス解消など、生活全般が関わっていることをわかっていただけたと思います。一度に全部やろうとせずに、まずできることから取り組んでみてください。

糖尿病は中年男性だけの病気ではありません。若い女性にも血糖値が高い人が多いのです。また、子どもの糖尿病にも注意が必要です。

みなさんが健康な生活を送れることを願っています。

血糖値クイズ

○か×で答えてください。

1	糖質はなるべく取らないほうがいい	
2	脂身のある肉は食べないほうがいい	
3	酢のものを前菜がわりに食べるといい	
4	運動は有酸素運動をしていれば大丈夫	
5	お風呂はぬるめのお湯に長く浸かる	
6	健康診断で正常なら、まず安心していい	
7	新鮮なフルーツは食後に食べるのがいい	
8	炭酸飲料は消化を助けるのでおすすめだ	
9	お酒は適量なら飲んだほうがいい	
10	あまりゆっくり食べていると 食後血糖値が上がる	

【答え】1×　2×　3○　4×　5○　6×　7×　8×　9○　10×

著者 栗原毅（くりはら・たけし）

栗原クリニック東京・日本橋院長。医学博士。北里大学医学部卒。元東京女子医科大学教授、元慶應義塾大学教授。肝臓専門医として、予防指導にも力を注ぐ。著・監修書に『みるみるコレステロールと中性脂肪を下げる200%の基本ワザ』『肝機能をみるみる高める200%の基本ワザ』（日東書院本社）、『血液サラサラで美人になる!』（マガジンハウス）、『糖尿病の食事はここだけ変えれば簡単にヘモグロビンA1cが下がる』（主婦の友社）、『図解ですぐわかる　自力でみるみる改善!　脂肪肝』『図解ですぐわかる自力で改善!　中性脂肪&コレステロール』（ともに小社）など。

STAFF
カバーデザイン／藤 星夏（TwoThree）
本文デザイン／TwoThree
イラスト／BIKKE
校正／遠藤三葉（ディクション）
編集／株式会社コパニカス

本書の内容に関するお問い合わせは、お手紙かメール(jitsuyou@kawade.co.jp)にて承ります。恐縮ですが、お電話でのお問い合わせはご遠慮くださいますようお願いいたします。

図解ですぐわかる 自力でラクラク下がる! 血糖値

2023年1月20日　初版印刷
2023年1月30日　初版発行

著　者　栗原毅
発行者　小野寺優
発行所　株式会社河出書房新社
〒151-0051　東京都渋谷区千駄ヶ谷2-32-2
電話　03-3404-1201(営業)　03-3404-8611(編集)
https://www.kawade.co.jp/

印刷・製本　図書印刷株式会社

Printed in Japan
ISBN978-4-309-29263-2